Abnehmtagebuch

DIÄT- UND FITNESSTAGEBUCH ZUR UNTERSTÜTZUNG BEIM ABNEHMEN

Haftungsausschluss

Nährwertliste

GEMÜSE UND HÜLSENFRÜCHTE

Lebensmittel (100)g	KH	PRO	FETT	KCAL
Steinpilze	0,5	3,6	0,4	32
Chicorée	0,7	1	0,2	14
Tofu	0,7	8,1	4,8	81
Spinat	0,8	2,7	0,4	23
Champignons	1,1	2,9	0,3	22
Chinakohl	1,2	1,1	0,3	16
Stangensellerie	1,5	0,9	0,1	14
Sauerkraut	1,7	1,3	0,3	19
Gurke	2	0,7	0,1	13
Zucchini	2	1,8	0,2	19
Blumenkohl	2,3	2,4	0,3	26
Brokkoli	2,4	3	0,4	31
Paprika	2,6	0,8	0,3	20
Aubergine	3,1	1	0,2	23
Tomate	3,2	0,8	0,3	21
Spargel	3,3	2,2	0,2	27
Rotkohl	4	1,4	0,3	30
Kürbis	4,5	0,6	0,1	23
Sojasprossen	4,7	5,5	1	55
Zwiebel	7	1,3	0,2	39

OBST UND OBSTPRODUKTE

Lebensmittel (100)g	KH	PRO	FETT	KCAL
Pfirsich	10	0,5	0,2	48
Mandarine	10	0,7	0,2	47
Aprikose	10	0,8	0,1	48
Kiwi	9,9	1,1	0,6	54
Pflaume	8,8	0,6	0,1	43
Orange	8,6	1	0,2	44
Honigmelone	8	0,7	0,1	38
Holunderbeere	7,4	2,5	0,5	52
Preiselbeere	7,1	0,3	0,5	40
Himbeere	7	1,2	0,6	52
Erdbeere	7	0,7	0,5	40
Wassermelone	6,3	0,5	0,3	30
Quitten	6,3	0,3	0,2	41
Brombeere	6,2	1	0,4	44
Johannisbeere	5	1,1	0,5	45
Zitrone	2,9	0,8	0,4	22
Rhabarber	1	0,6	0,1	12
Avocado	0,8	1,8	14,2	144
Oliven	0	1,3	12,5	126

FISCH UND MEERESFRÜCHTE

Lebensmittel (100)g

	KH	PRO	FETT	KCAL
Fisch	0	20,2	6,2	137
Scampi	0,8	19,6	1,3	93
Garnelen	1,2	11,4	0,6	56
Kalmar	2,3	16	1,1	83
Miesmuscheln	3,4	11,7	2,7	85

NÜSSE UND SAMEN

Lebensmittel (100)g

	KH	PRO	FETT	KCAL
Paranüsse	3,2	16,6	66,5	692
Mandeln	4	21,2	49,9	576
Kürbiskerne	4,7	32,6	49,1	603
Kokosraspeln	6,4	6,2	63,3	660
Haselnüsse	6,9	15,2	59,5	643
Walnüsse	7	15,9	70,8	742

FLEISCH, EIER UND WURST

Lebensmittel (100)g

	KH	PRO	FETT	KCAL
Fleisch	0	21,5	6,6	145
Hühnerei	0,3	11,9	10,3	142
Rohschinken	0,3	31	11,5	229
Trockenfleisch	0,4	39,3	3,5	190
Vorderschinken	0,4	18,6	3,3	106
Leberwurst	0,5	20,8	22,9	292
Kochspeck	0,6	17,8	27,6	322
Aufschnitt	0,7	14,1	25,5	289
Mortadella	0,8	15,7	26,6	305
Fleischkäse	1,4	12,5	22,3	256
Leber	2,8	17,8	15,9	226

MILCHPRODUKTE

Lebensmittel (100)g

	KH	PRO	FETT	KCAL
Vollmilch	4,6	3,3	3,4	62
Naturjoghurt	4,5	4	3,6	66
Magerquark	4,2	10,8	0,2	62
Buttermilch	4	3,2	0,5	33
Sahne	3,1	2	34,8	334
Hüttenkäse	2,4	12,7	4,5	101
Schafskäse	1,5	17	18,8	243
Mozzarella	0,7	18,7	19,5	253
Weichkäse	0	19,3	27,4	324
Schmelzkäse	0	16	21,2	255
Hartkäse	0	27,2	32,1	400

Meine Körpermaße

VORHER:

Arme

Brust

Taille

Popo

Oberschenkel

Wade

Gewicht

BMI

Ziele:

Platz für ein Foto

...NACHHER:

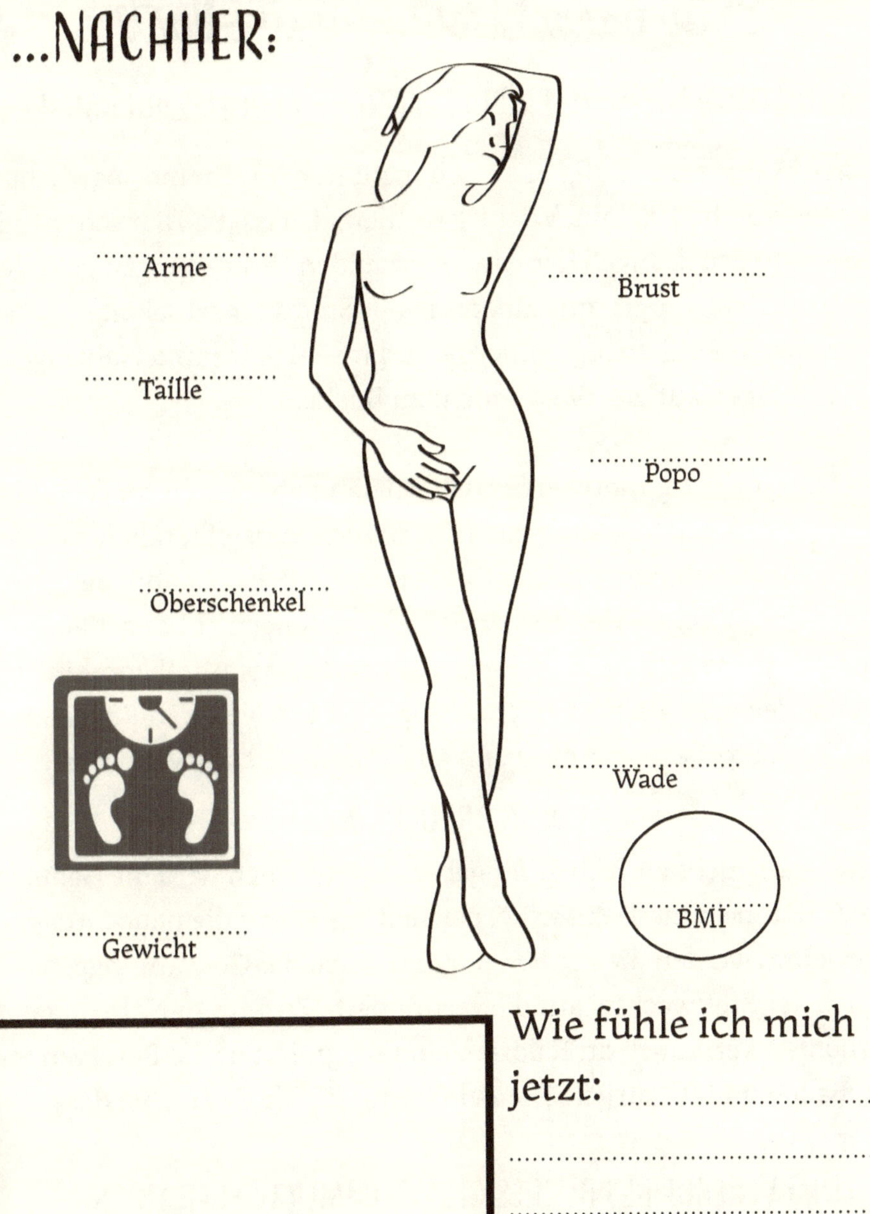

Platz für ein Foto

Wie fühle ich mich jetzt: ....

....

....

....

....

....

....

Ein paar Worte zum Start

DIÄTMOTIVATION NICHT ZU FRÜH VERLIEREN - GEDULD ZAHLT SICH AUS

Der Körper fährt sich häufig erst nach mehreren Tagen und sportlichen Aktivitäten auf die Diät ein. Wichtig ist hierbei, dass die Diät schonend und Stück für Stück angeleitet wird. Bei rapiden Umstellungen geht der Körper in ein "Notprogramm" über und der Stoffwechsel schaltet auf Sparflamme. Es wird weniger Energie verbrannt, Sport und Nahrungsverzicht schlagen auf der Waage nicht zu Buche.

Viele sind erst richtig motiviert, scheitern dann aber an dieser Geduldsprobe. Da sich der Erfolg auch nach Tagen nicht einstellt, fallen viele in ihre alten Gewohnheiten zurück. Das Problem hierbei ist aber der berüchtigte "Jojo-Effekt" - der Körper befindet sich noch auf Sparflamme und die plötzliche Zufuhr an kalorienreichen Lebensmittel kombiniert mit wenig Bewegung setzt sich gleich in Form von weiteren Rollen am Körper fest. Vergebens war die wenn auch kurze Zeit des Verzichts.

"GUT DING BRAUCHT WEILE"

Wichtig ist es, nicht zu früh aufzugeben. Letztendlich wird die Geduld bei einer Diät belohnt. Hat der Körper sich einmal an die neue Situation gewöhnt, werden die Pfunde purzeln. Nach der Gewöhnungsphase stellt sich der Stoffwechsel auf die verminderte Zufuhr an Nahrung und den erhöhten Verbrauch an Kalorien ein und greift auf die Reserven an Hüfte, Bauch und Po zurück. Die Belohnung für die Geduld ist das Abnehmen.

IM VERLAUF DES BUCHES GIBT ES IMMER WIEDER TIPPS ZUM DURCHHALTEN

In den markierten Tagen 7, 28 und 37 gibt es etwas Motivation - sollten Sie an sich verzweifeln, blättern Sie kurz dorthin um ein paar Tipps und Tricks zum leichteren Durchhalten zu bekommen.

UND DAMIT WÜNSCHE ICH VIEL ERFOLG UND VORALLEM VIEL SPAß MIT DIESEM BUCH!

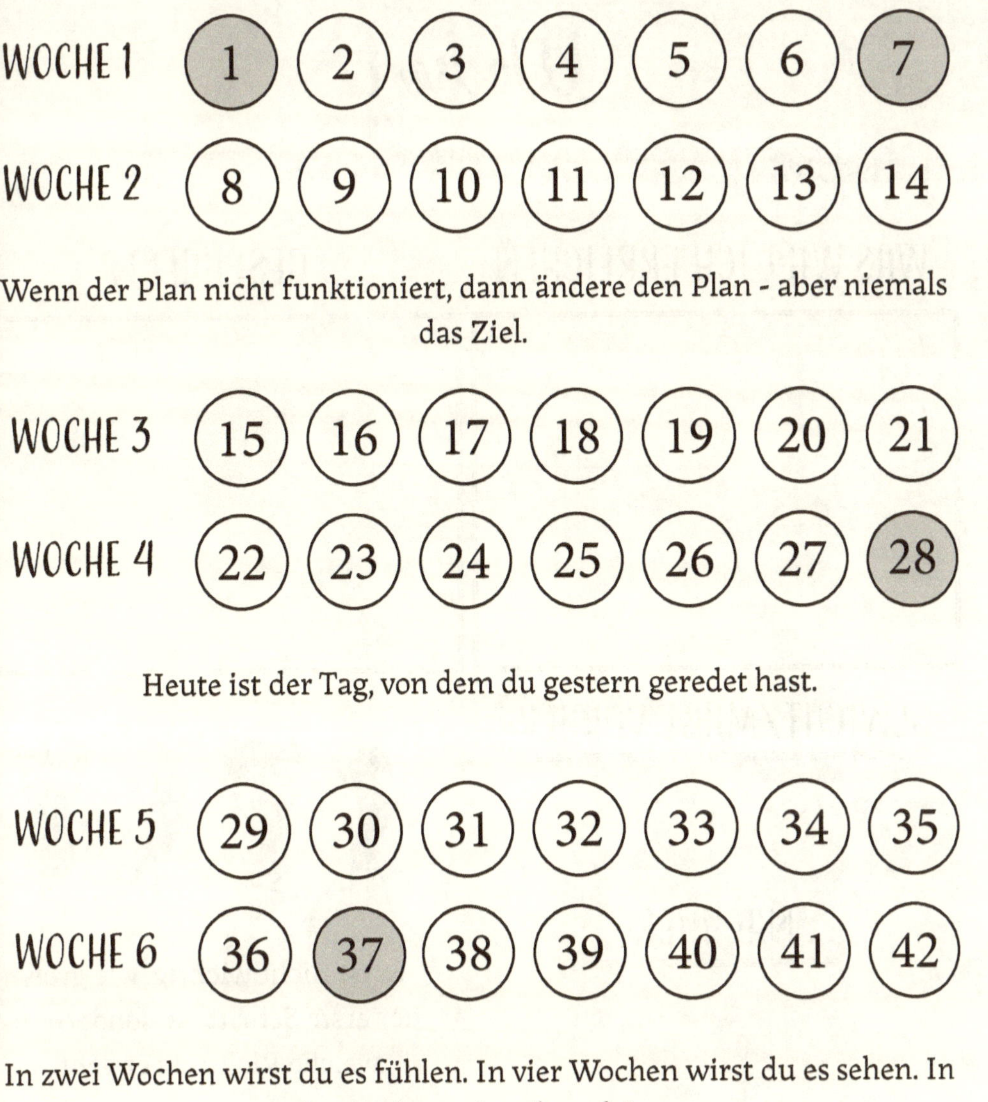

WOCHE 1   ① ② ③ ④ ⑤ ⑥ ⑦
WOCHE 2   ⑧ ⑨ ⑩ ⑪ ⑫ ⑬ ⑭

Wenn der Plan nicht funktioniert, dann ändere den Plan - aber niemals das Ziel.

WOCHE 3   ⑮ ⑯ ⑰ ⑱ ⑲ ⑳ 21
WOCHE 4   22 23 24 25 26 27 28

Heute ist der Tag, von dem du gestern geredet hast.

WOCHE 5   29 30 31 32 33 34 35
WOCHE 6   36 37 38 39 40 41 42

In zwei Wochen wirst du es fühlen. In vier Wochen wirst du es sehen. In acht Wochen wirst du es hören.

WOCHE 7   43 44 45 46 47 48 49
WOCHE 8   50 51 52 53 54 55 56

Wer will, findet Wege. Wer nicht will - findet Gründe.

Woche 1

WAS WILL ICH ERREICHEN

... GESCHAFFT?

GEWICHT/MAßE VORHER:

... NACHHER:

Es ist nicht wichtig, wie groß
der erste Schritt ist, sondern in
welche Richtung er geht.

MEINE MOTIVATION

ETWAS BESONDERES

ESSENSPLAN:

Mo

Di

Mi

Do

Fr

Sa

So

EINKAUFSLISTE:

Wenn Du etwas haben willst, was Du noch nie hattest,
musst Du dafür etwas tun, was Du noch nie getan hast.

Tag 1

Frühstück:

KCAL

KCAL

Gesamt KCAL:

Mittagessen:

KCAL

KCAL

Gesamt KCAL:

Snacks:

KCAL

KCAL

Gesamt KCAL:

Abendessen:

KCAL

KCAL

Gesamt KCAL:

Kalorien Tag:

6:00
7:00
8:00
9:00
10:00
11:00
12:00
13:00
14:00
15:00
16:00
17:00
18:00
19:00
20:00
21:00
22:00

SO ZUFRIEDEN BIN ICH HEUTE

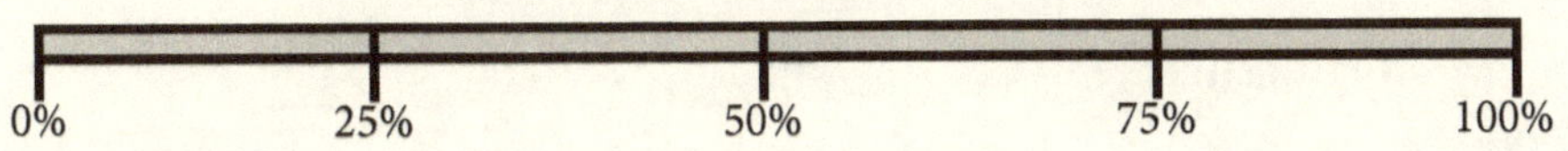

BEWEGUNG UND FITNESS:	SET / REPS / DISTANZ	DAUER

DAS LIEF HEUTE GUT:

DAS KÖNNTE BESSER GEHEN:

NOTIZEN ZUM TAG:

Tag 2

| 6:00 |
| 7:00 |
| 8:00 |
| 9:00 |
| 10:00 |
| 11:00 |
| 12:00 |
| 13:00 |
| 14:00 |
| 15:00 |
| 16:00 |
| 17:00 |
| 18:00 |
| 19:00 |
| 20:00 |
| 21:00 |
| 22:00 |

Frühstück: KCAL   KCAL

Gesamt KCAL:

Mittagessen: KCAL   KCAL

Gesamt KCAL:

Snacks: KCAL   KCAL

Gesamt KCAL:

Abendessen: KCAL   KCAL

Gesamt KCAL:

Kalorien Tag:

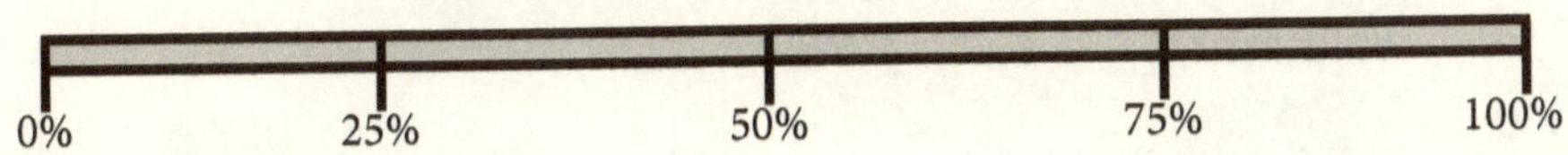

SO ZUFRIEDEN BIN ICH HEUTE

0% 25% 50% 75% 100%

BEWEGUNG UND FITNESS:	SET / REPS / DISTANZ	DAUER

DAS LIEF HEUTE GUT:

DAS KÖNNTE BESSER GEHEN:

NOTIZEN ZUM TAG:

Tag 3

6:00
7:00
8:00
9:00
10:00
11:00
12:00
13:00
14:00
15:00
16:00
17:00
18:00
19:00
20:00
21:00
22:00

Frühstück: KCAL   KCAL

Gesamt KCAL:

Mittagessen: KCAL   KCAL

Gesamt KCAL:

Snacks: KCAL   KCAL

Gesamt KCAL:

Abendessen: KCAL   KCAL

Gesamt KCAL:

Kalorien Tag:

SO ZUFRIEDEN BIN ICH HEUTE

0%   25%   50%   75%   100%

BEWEGUNG UND FITNESS:	SET / REPS / DISTANZ	DAUER

DAS LIEF HEUTE GUT:

DAS KÖNNTE BESSER GEHEN:

NOTIZEN ZUM TAG:

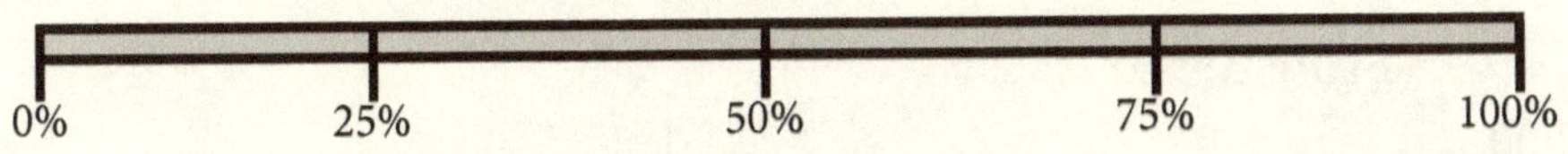

Tag 4

6:00

7:00

8:00

9:00

10:00

11:00

12:00

13:00

14:00

15:00

16:00

17:00

18:00

19:00

20:00

21:00

22:00

Frühstück: KCAL KCAL

Gesamt KCAL:

Mittagessen: KCAL KCAL

Gesamt KCAL:

Snacks: KCAL KCAL

Gesamt KCAL:

Abendessen: KCAL KCAL

Gesamt KCAL:

Kalorien Tag:

SO ZUFRIEDEN BIN ICH HEUTE

0%   25%   50%   75%   100%

BEWEGUNG UND FITNESS:

	SET / REPS / DISTANZ	DAUER

DAS LIEF HEUTE GUT:

DAS KÖNNTE BESSER GEHEN:

NOTIZEN ZUM TAG:

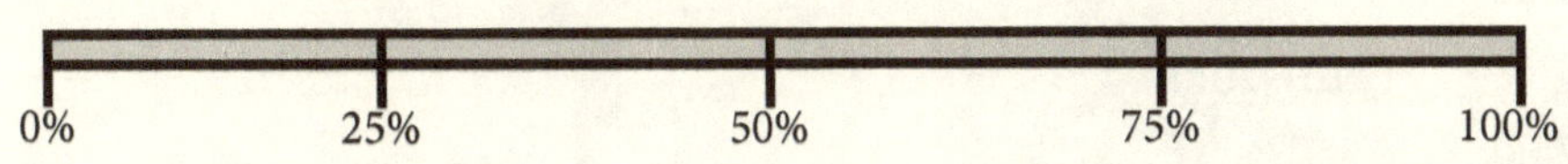

Tag 5

6:00

Frühstück: KCAL   KCAL

....

....

7:00

....

8:00

....

9:00

....

Gesamt KCAL:

Mittagessen: KCAL   KCAL

10:00

....

11:00

....

....

12:00

....

....

13:00

....

....

14:00

....

Gesamt KCAL:

Snacks: KCAL   KCAL

15:00

....

16:00

....

....

17:00

Gesamt KCAL:

Abendessen: KCAL   KCAL

18:00

....

....

19:00

....

....

20:00

....

21:00

.... Gesamt KCAL:

.... **Kalorien Tag:**

22:00

SO ZUFRIEDEN BIN ICH HEUTE

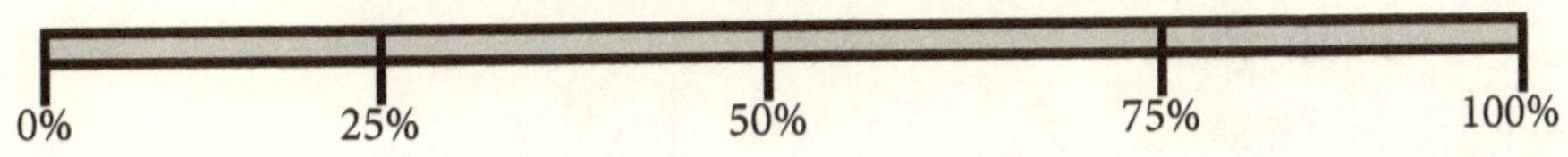

BEWEGUNG UND FITNESS:	SET / REPS / DISTANZ	DAUER

DAS LIEF HEUTE GUT:

DAS KÖNNTE BESSER GEHEN:

NOTIZEN ZUM TAG:

Tag 6

6:00

7:00

8:00

9:00

10:00

11:00

12:00

13:00

14:00

15:00

16:00

17:00

18:00

19:00

20:00

21:00

22:00

Frühstück:　KCAL　　　　KCAL

Gesamt KCAL:

Mittagessen:　KCAL　　　　KCAL

Gesamt KCAL:

Snacks:　KCAL　　　　KCAL

Gesamt KCAL:

Abendessen:　KCAL　　　　KCAL

Gesamt KCAL:

Kalorien Tag:

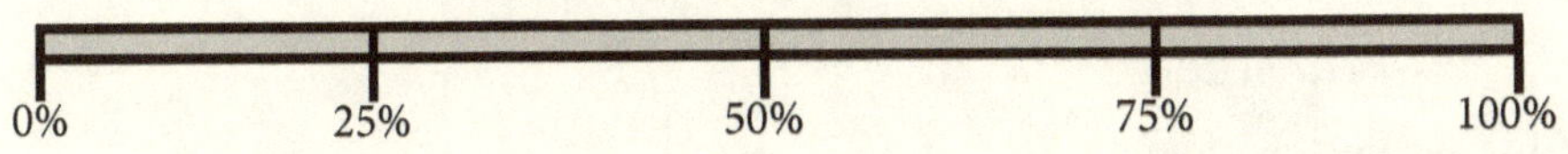

BEWEGUNG UND FITNESS:

	SET / REPS / DISTANZ	DAUER

DAS LIEF HEUTE GUT:

DAS KÖNNTE BESSER GEHEN:

NOTIZEN ZUM TAG:

Tag 7

6:00
7:00
8:00
9:00
10:00
11:00
12:00
13:00
14:00
15:00
16:00
17:00
18:00
19:00
20:00
21:00
22:00

Frühstück: KCAL KCAL

Gesamt KCAL:

Mittagessen: KCAL KCAL

Gesamt KCAL:

Snacks: KCAL KCAL

Gesamt KCAL:

Abendessen: KCAL KCAL

Gesamt KCAL:

Kalorien Tag:

SO ZUFRIEDEN BIN ICH HEUTE

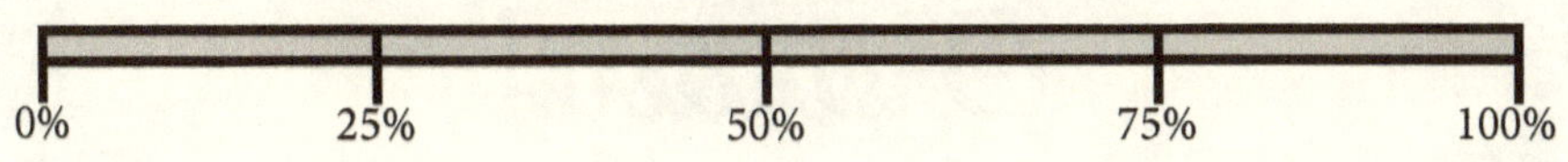

0%   25%   50%   75%   100%

BEWEGUNG UND FITNESS:	SET / REPS / DISTANZ	DAUER

DAS LIEF HEUTE GUT:

DAS KÖNNTE BESSER GEHEN:

NOTIZEN ZUM TAG:

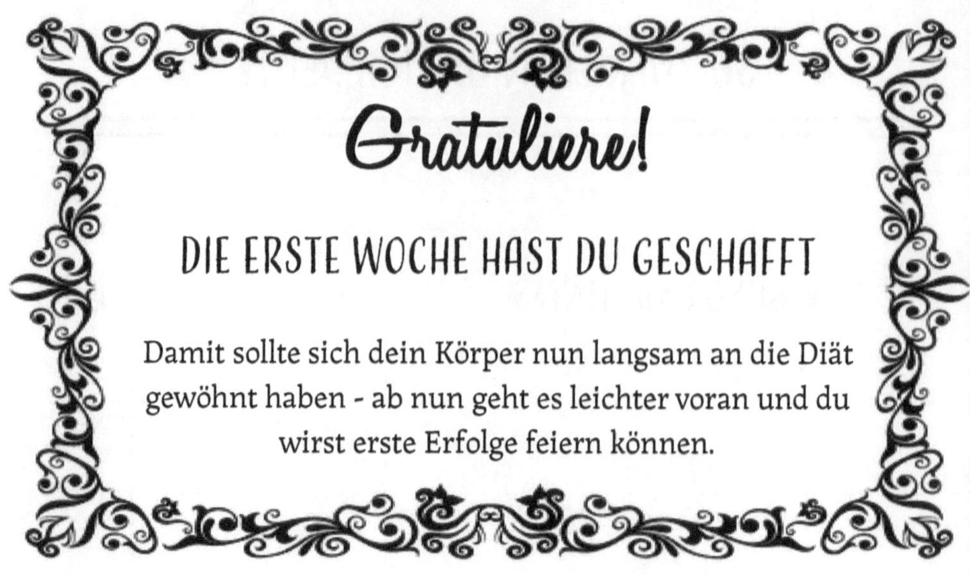

TIPP NR. 1: ABLENKUNG

Auch wenn zu Beginn einer Diät die Gedanken stets um Gewicht, Kalorien und Verzicht kreisen - lenk dich ab. Damit eine Diät dauerhaft zum Erfolg führen kann, solltest du dich mit Dingen, die dir Spaß bringen, ablenken. Wer ständig an den Verzicht auf geliebte Leckereien denkt, denkt auch zwangsläufig an das sündige Diätbrechen. Schnell ist der gute Vorsatz vergessen, die Motivation vergessen und der Heißhunger treibt einem zum Kühlschrank.

Bevor man in alte Gewohnheiten verfällt, sollte man sich neue Gewohnheiten schaffen die einen glücklich machen. Ein neues Hobby zum Beispiel lässt sich wunderbar mit einer Diät kombinieren. Man muss sich nicht mit Kochen und Essen beschäftigen oder trösten - Zeichnen, Handwerken, Gartenarbeit oder auch ein Haustier beschäftigen und machen Freude. Körperliche Aktivität durch Spaziergänge mit dem Hund oder Erfolgserlebnisse durch das Restaurieren eines alten Möbelstücks - Hobbies setzen Glückshormone frei und kurbeln letztendlich den Stoffwechsel an.

Probiere doch mal ein neues Hobby aus und fördere damit deine Motivation - du wirst merken, Heißhunger und kreisende Gedanken haben zukünftig keinen Platz mehr.

So war die erste Woche:

....
....
....
....
....
....
....
....
....
....
....
....
....
....
....
....

Platz für ein Fotow

Woche 2

WAS WILL ICH ERREICHEN

... GESCHAFFT?

GEWICHT/MAßE VORHER:

... NACHHER:

Der Kopf ist rund, damit das Denken die Richtung ändern kann.

MEINE MOTIVATION

ETWAS BESONDERES

ESSENSPLAN:

Mo

Di

Mi

Do

Fr

Sa

So

EINKAUFSLISTE:

Vergiss alle Gründe, weshalb du scheitern könntest und konzen-
triere dich auf den Grund, warum du es schaffen kannst.

Tag 8

6:00

Frühstück: KCAL KCAL

Gesamt KCAL:

10:00 **Mittagessen:** KCAL KCAL

Gesamt KCAL:

Snacks: KCAL KCAL

Gesamt KCAL:

Abendessen: KCAL KCAL

Gesamt KCAL:

Kalorien Tag:

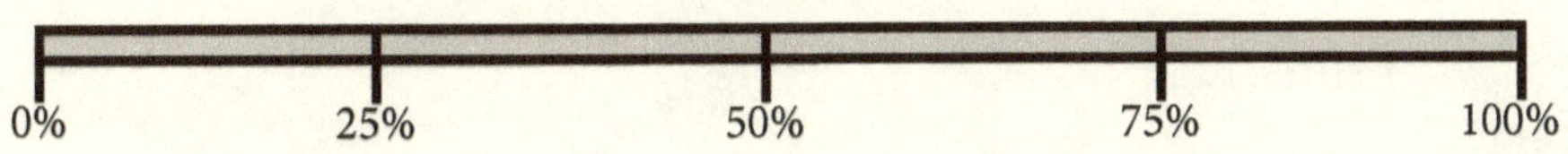

SO ZUFRIEDEN BIN ICH HEUTE

0%   25%   50%   75%   100%

BEWEGUNG UND FITNESS:

	SET / REPS / DISTANZ	DAUER

DAS LIEF HEUTE GUT:

DAS KÖNNTE BESSER GEHEN:

NOTIZEN ZUM TAG:

Tag 9

6:00		
7:00		
8:00		
9:00		
10:00		
11:00		
12:00		
13:00		
14:00		
15:00		
16:00		
17:00		
18:00		
19:00		
20:00		
21:00		
22:00		

Frühstück: KCAL   KCAL

....

Gesamt KCAL:

Mittagessen: KCAL   KCAL

....

Gesamt KCAL:

Snacks: KCAL   KCAL

....

Gesamt KCAL:

Abendessen: KCAL   KCAL

....

Gesamt KCAL:

Kalorien Tag:

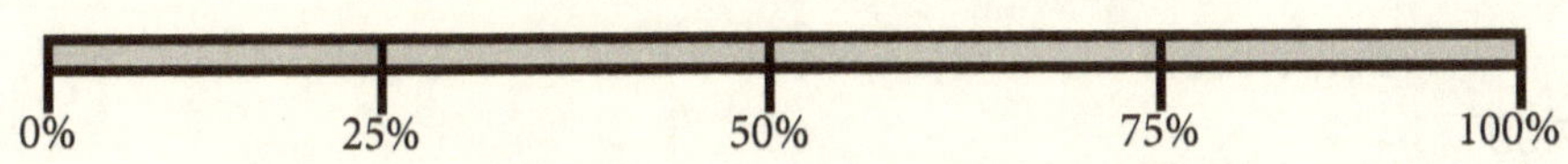

SO ZUFRIEDEN BIN ICH HEUTE

0%   25%   50%   75%   100%

BEWEGUNG UND FITNESS:	SET / REPS / DISTANZ	DAUER

DAS LIEF HEUTE GUT:

DAS KÖNNTE BESSER GEHEN:

NOTIZEN ZUM TAG:

Tag 10

6:00
7:00
8:00
9:00
10:00
11:00
12:00
13:00
14:00
15:00
16:00
17:00
18:00
19:00
20:00
21:00
22:00

Frühstück: KCAL   KCAL

Gesamt KCAL:

Mittagessen: KCAL   KCAL

Gesamt KCAL:

Snacks: KCAL   KCAL

Gesamt KCAL:

Abendessen: KCAL   KCAL

Gesamt KCAL:

Kalorien Tag:

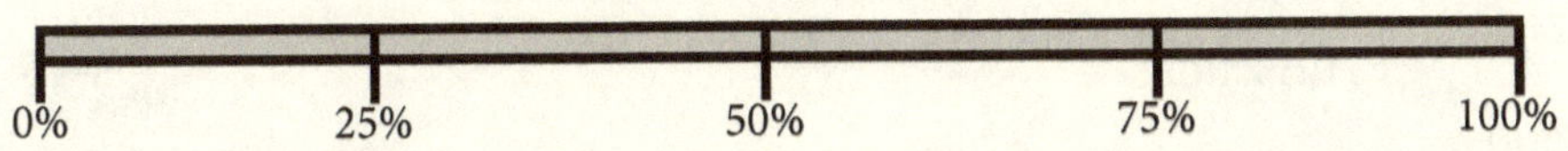

BEWEGUNG UND FITNESS:

	SET / REPS / DISTANZ	DAUER

DAS LIEF HEUTE GUT:

DAS KÖNNTE BESSER GEHEN:

NOTIZEN ZUM TAG:

Tag 11

| 6:00 |
| 7:00 |
| 8:00 |
| 9:00 |
| 10:00 |
| 11:00 |
| 12:00 |
| 13:00 |
| 14:00 |
| 15:00 |
| 16:00 |
| 17:00 |
| 18:00 |
| 19:00 |
| 20:00 |
| 21:00 |
| 22:00 |

Frühstück: KCAL KCAL

Gesamt KCAL:

Mittagessen: KCAL KCAL

Gesamt KCAL:

Snacks: KCAL KCAL

Gesamt KCAL:

Abendessen: KCAL KCAL

Gesamt KCAL:

Kalorien Tag:

SO ZUFRIEDEN BIN ICH HEUTE

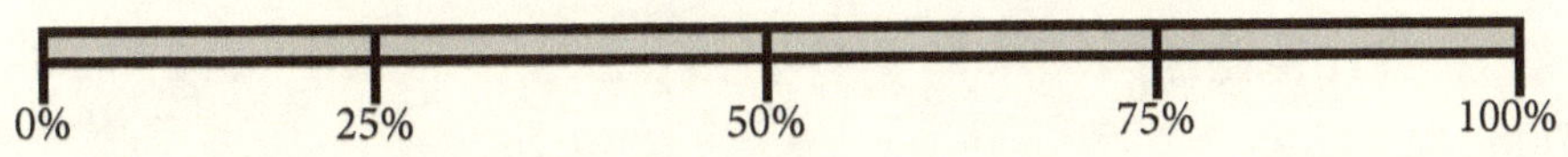

0% 25% 50% 75% 100%

BEWEGUNG UND FITNESS:	SET / REPS / DISTANZ	DAUER

DAS LIEF HEUTE GUT:

DAS KÖNNTE BESSER GEHEN:

NOTIZEN ZUM TAG:

Tag 12

| 6:00 |
| 7:00 |
| 8:00 |
| 9:00 |
| 10:00 |
| 11:00 |
| 12:00 |
| 13:00 |
| 14:00 |
| 15:00 |
| 16:00 |
| 17:00 |
| 18:00 |
| 19:00 |
| 20:00 |
| 21:00 |
| 22:00 |

Frühstück: KCAL   KCAL

Gesamt KCAL:

Mittagessen: KCAL   KCAL

Gesamt KCAL:

Snacks: KCAL   KCAL

Gesamt KCAL:

Abendessen: KCAL   KCAL

Gesamt KCAL:

Kalorien Tag:

SO ZUFRIEDEN BIN ICH HEUTE

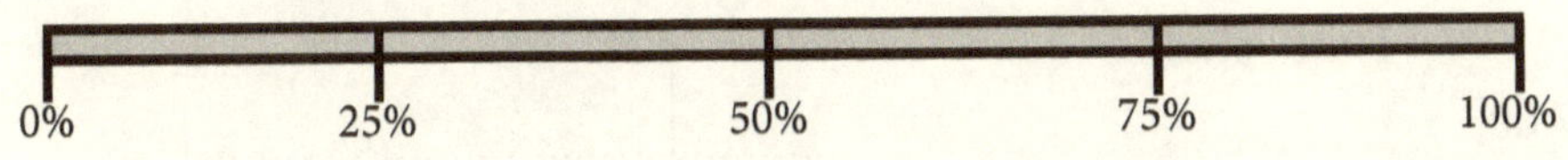

0%   25%   50%   75%   100%

BEWEGUNG UND FITNESS:	SET / REPS / DISTANZ	DAUER

DAS LIEF HEUTE GUT:

DAS KÖNNTE BESSER GEHEN:

NOTIZEN ZUM TAG:

Tag 13

6:00

7:00

8:00

9:00

10:00

11:00

12:00

13:00

14:00

15:00

16:00

17:00

18:00

19:00

20:00

21:00

22:00

Frühstück: KCAL   KCAL

Gesamt KCAL:

Mittagessen: KCAL   KCAL

Gesamt KCAL:

Snacks: KCAL   KCAL

Gesamt KCAL:

Abendessen: KCAL   KCAL

Gesamt KCAL:

Kalorien Tag:

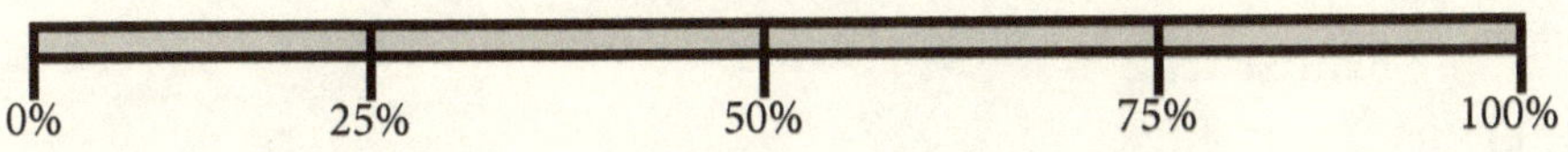

BEWEGUNG UND FITNESS:	SET / REPS / DISTANZ	DAUER

DAS LIEF HEUTE GUT:

DAS KÖNNTE BESSER GEHEN:

NOTIZEN ZUM TAG:

Tag 14

6:00
7:00
8:00
9:00
10:00
11:00
12:00
13:00
14:00
15:00
16:00
17:00
18:00
19:00
20:00
21:00
22:00

Frühstück: KCAL KCAL

Gesamt KCAL:

Mittagessen: KCAL KCAL

Gesamt KCAL:

Snacks: KCAL KCAL

Gesamt KCAL:

Abendessen: KCAL KCAL

Gesamt KCAL:

Kalorien Tag:

SO ZUFRIEDEN BIN ICH HEUTE

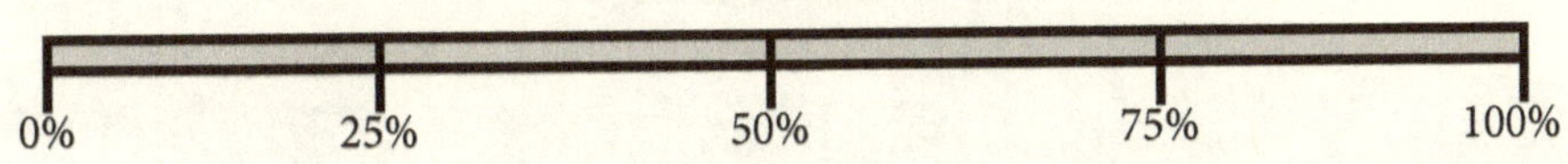

0%   25%   50%   75%   100%

BEWEGUNG UND FITNESS:	SET / REPS / DISTANZ	DAUER

DAS LIEF HEUTE GUT:

DAS KÖNNTE BESSER GEHEN:

NOTIZEN ZUM TAG:

Woche 3

WAS WILL ICH ERREICHEN

... GESCHAFFT?

GEWICHT/MAßE VORHER:

... NACHHER:

Wenn du aufgeben willst, denk daran warum du angefangen hast.

MEINE MOTIVATION

ETWAS BESONDERES

ESSENSPLAN:

Mo

Di

Mi

Do

Fr

Sa

So

EINKAUFSLISTE:

Erfolg tritt ein, wenn deine Träume größer werden,
als deine Ausreden.

Tag 15

6:00
7:00
8:00
9:00
10:00
11:00
12:00
13:00
14:00
15:00
16:00
17:00
18:00
19:00
20:00
21:00
22:00

Frühstück: KCAL · KCAL

Gesamt KCAL:

Mittagessen: KCAL · KCAL

Gesamt KCAL:

Snacks: KCAL · KCAL

Gesamt KCAL:

Abendessen: KCAL · KCAL

Gesamt KCAL:

Kalorien Tag:

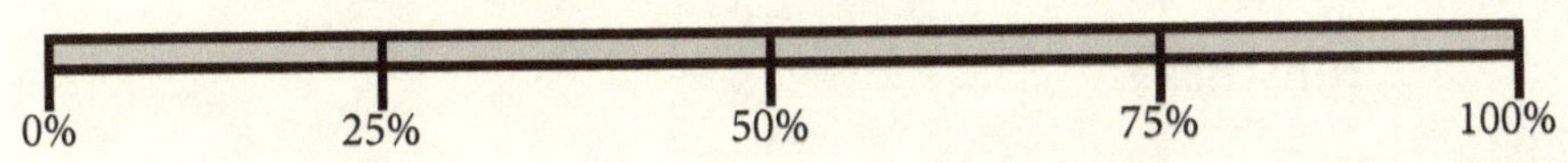

BEWEGUNG UND FITNESS:

	SET / REPS / DISTANZ	DAUER

DAS LIEF HEUTE GUT:

DAS KÖNNTE BESSER GEHEN:

NOTIZEN ZUM TAG:

Tag 16

6:00
7:00
8:00
9:00
10:00
11:00
12:00
13:00
14:00
15:00
16:00
17:00
18:00
19:00
20:00
21:00
22:00

Frühstück: KCAL   KCAL

Gesamt KCAL:

Mittagessen: KCAL   KCAL

Gesamt KCAL:

Snacks: KCAL   KCAL

Gesamt KCAL:

Abendessen: KCAL   KCAL

Gesamt KCAL:

Kalorien Tag:

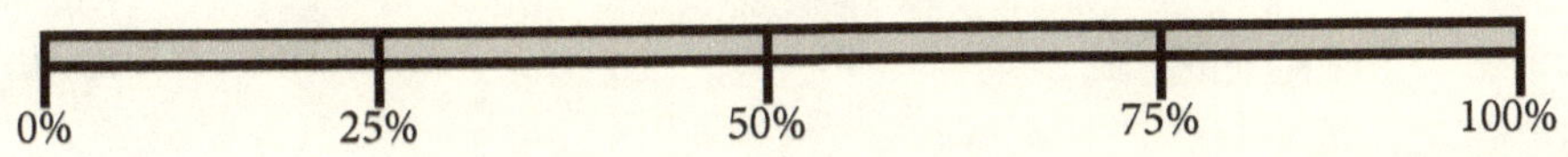

SO ZUFRIEDEN BIN ICH HEUTE

0%   25%   50%   75%   100%

BEWEGUNG UND FITNESS:

	SET / REPS / DISTANZ	DAUER

DAS LIEF HEUTE GUT:

DAS KÖNNTE BESSER GEHEN:

NOTIZEN ZUM TAG:

Tag 17

6:00

7:00

8:00

9:00

10:00

11:00

12:00

13:00

14:00

15:00

16:00

17:00

18:00

19:00

20:00

21:00

22:00

Frühstück: KCAL KCAL

Gesamt KCAL:

Mittagessen: KCAL KCAL

Gesamt KCAL:

Snacks: KCAL KCAL

Gesamt KCAL:

Abendessen: KCAL KCAL

Gesamt KCAL:

Kalorien Tag:

SO ZUFRIEDEN BIN ICH HEUTE

0%   25%   50%   75%   100%

BEWEGUNG UND FITNESS:	SET / REPS / DISTANZ	DAUER

DAS LIEF HEUTE GUT:

DAS KÖNNTE BESSER GEHEN:

NOTIZEN ZUM TAG:

Tag 18

6:00

Frühstück: KCAL   KCAL

.... | ....
.... | ....
.... | ....
.... | ....
.... | ....

Gesamt KCAL:

Mittagessen: KCAL   KCAL

.... | ....
.... | ....
.... | ....
.... | ....
.... | ....
.... | ....
.... | ....

Gesamt KCAL:

Snacks: KCAL   KCAL

.... | ....
.... | ....
.... | ....

Gesamt KCAL:

Abendessen: KCAL   KCAL

.... | ....
.... | ....
.... | ....
.... | ....
.... | ....
.... | Gesamt KCAL:
.... | Kalorien Tag:

Zeitleiste: 6:00 · 7:00 · 8:00 · 9:00 · 10:00 · 11:00 · 12:00 · 13:00 · 14:00 · 15:00 · 16:00 · 17:00 · 18:00 · 19:00 · 20:00 · 21:00 · 22:00

SO ZUFRIEDEN BIN ICH HEUTE

0%   25%   50%   75%   100%

BEWEGUNG UND FITNESS:	SET / REPS / DISTANZ	DAUER

DAS LIEF HEUTE GUT:

DAS KÖNNTE BESSER GEHEN:

NOTIZEN ZUM TAG:

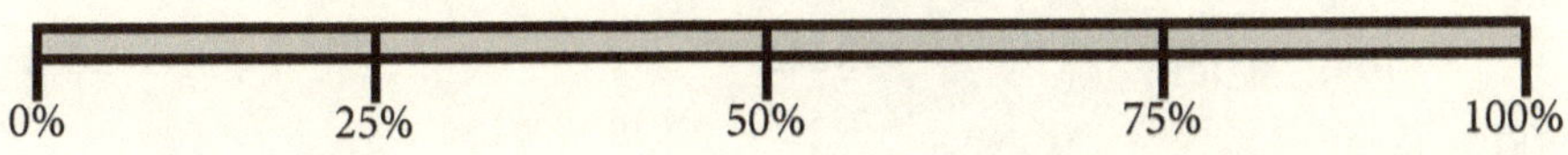

Tag 19

6:00		
7:00		
8:00		
9:00		
10:00		
11:00		
12:00		
13:00		
14:00		
15:00		
16:00		
17:00		
18:00		
19:00		
20:00		
21:00		
22:00		

Frühstück: KCAL — KCAL

Gesamt KCAL:

Mittagessen: KCAL — KCAL

Gesamt KCAL:

Snacks: KCAL — KCAL

Gesamt KCAL:

Abendessen: KCAL — KCAL

Gesamt KCAL:

Kalorien Tag:

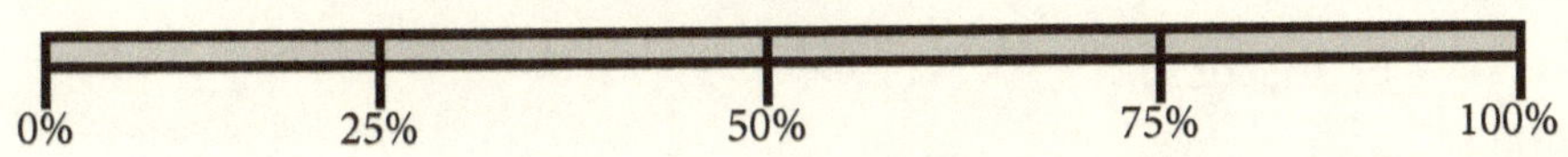

SO ZUFRIEDEN BIN ICH HEUTE

0%   25%   50%   75%   100%

BEWEGUNG UND FITNESS:	SET / REPS / DISTANZ	DAUER

DAS LIEF HEUTE GUT:

DAS KÖNNTE BESSER GEHEN:

NOTIZEN ZUM TAG:

Tag 20

6:00

7:00

8:00

9:00

10:00

11:00

12:00

13:00

14:00

15:00

16:00

17:00

18:00

19:00

20:00

21:00

22:00

Frühstück: KCAL   KCAL

Gesamt KCAL:

Mittagessen: KCAL   KCAL

Gesamt KCAL:

Snacks: KCAL   KCAL

Gesamt KCAL:

Abendessen: KCAL   KCAL

Gesamt KCAL:

Kalorien Tag:

SO ZUFRIEDEN BIN ICH HEUTE

0%   25%   50%   75%   100%

BEWEGUNG UND FITNESS:	SET / REPS / DISTANZ	DAUER

DAS LIEF HEUTE GUT:

DAS KÖNNTE BESSER GEHEN:

NOTIZEN ZUM TAG:

Tag 21

6:00

7:00

8:00

9:00

10:00

11:00

12:00

13:00

14:00

15:00

16:00

17:00

18:00

19:00

20:00

21:00

22:00

Frühstück: KCAL   KCAL

Gesamt KCAL:

Mittagessen: KCAL   KCAL

Gesamt KCAL:

Snacks: KCAL   KCAL

Gesamt KCAL:

Abendessen: KCAL   KCAL

Gesamt KCAL:

Kalorien Tag:

SO ZUFRIEDEN BIN ICH HEUTE

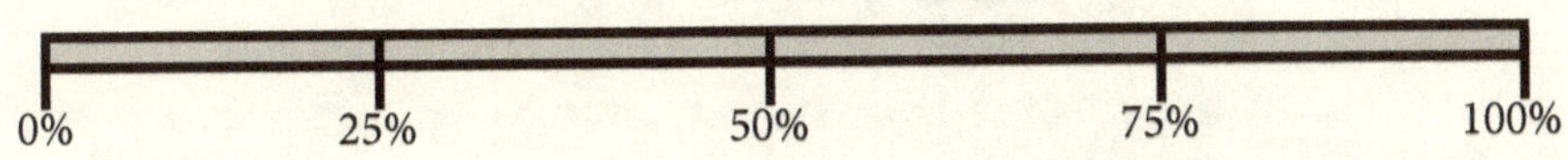

BEWEGUNG UND FITNESS:	SET / REPS / DISTANZ	DAUER

DAS LIEF HEUTE GUT:

DAS KÖNNTE BESSER GEHEN:

NOTIZEN ZUM TAG:

Woche 4

WAS WILL ICH ERREICHEN

... GESCHAFFT?

GEWICHT/MAßE VORHER:

... NACHHER:

Dein Körper kann alles schaffen, es ist dein Geist, den du überzeugen musst.

MEINE MOTIVATION

ETWAS BESONDERES

Mo

Di

Mi

Do

Fr

Sa

So

EINKAUFSLISTE:

Du kannst nicht negativ denken und
Positives erwarten.

Tag 22

6:00
7:00
8:00
9:00
10:00
11:00
12:00
13:00
14:00
15:00
16:00
17:00
18:00
19:00
20:00
21:00
22:00

Frühstück: KCAL   KCAL

Gesamt KCAL:

Mittagessen: KCAL   KCAL

Gesamt KCAL:

Snacks: KCAL   KCAL

Gesamt KCAL:

Abendessen: KCAL   KCAL

Gesamt KCAL:

Kalorien Tag:

SO ZUFRIEDEN BIN ICH HEUTE

0%   25%   50%   75%   100%

BEWEGUNG UND FITNESS:	SET / REPS / DISTANZ	DAUER

DAS LIEF HEUTE GUT:

DAS KÖNNTE BESSER GEHEN:

NOTIZEN ZUM TAG:

Tag 23

6:00
7:00
8:00
9:00
10:00
11:00
12:00
13:00
14:00
15:00
16:00
17:00
18:00
19:00
20:00
21:00
22:00

Frühstück: KCAL | KCAL

Gesamt KCAL:

Mittagessen: KCAL | KCAL

Gesamt KCAL:

Snacks: KCAL | KCAL

Gesamt KCAL:

Abendessen: KCAL | KCAL

Gesamt KCAL:

Kalorien Tag:

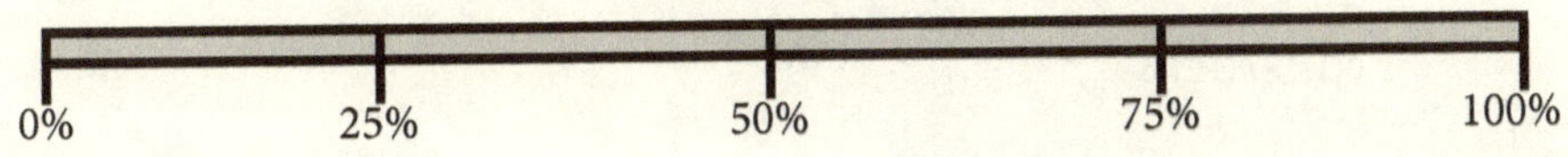

BEWEGUNG UND FITNESS:

	SET / REPS / DISTANZ	DAUER

DAS LIEF HEUTE GUT:

DAS KÖNNTE BESSER GEHEN:

NOTIZEN ZUM TAG:

Tag 24

6:00
7:00
8:00
9:00
10:00
11:00
12:00
13:00
14:00
15:00
16:00
17:00
18:00
19:00
20:00
21:00
22:00

Frühstück: KCAL — KCAL

Gesamt KCAL:

Mittagessen: KCAL — KCAL

Gesamt KCAL:

Snacks: KCAL — KCAL

Gesamt KCAL:

Abendessen: KCAL — KCAL

Gesamt KCAL:

Kalorien Tag:

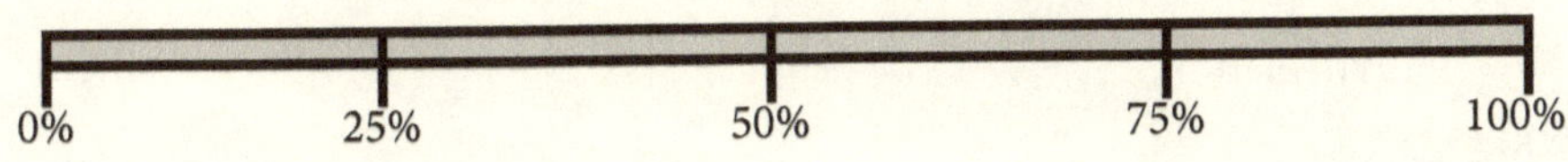

SO ZUFRIEDEN BIN ICH HEUTE

0%   25%   50%   75%   100%

BEWEGUNG UND FITNESS:	SET / REPS / DISTANZ	DAUER

DAS LIEF HEUTE GUT:

DAS KÖNNTE BESSER GEHEN:

NOTIZEN ZUM TAG:

Tag 25

6:00
7:00
8:00
9:00
10:00
11:00
12:00
13:00
14:00
15:00
16:00
17:00
18:00
19:00
20:00
21:00
22:00

Frühstück: KCAL · KCAL

Gesamt KCAL:

Mittagessen: KCAL · KCAL

Gesamt KCAL:

Snacks: KCAL · KCAL

Gesamt KCAL:

Abendessen: KCAL · KCAL

Gesamt KCAL:

Kalorien Tag:

SO ZUFRIEDEN BIN ICH HEUTE

0%   25%   50%   75%   100%

BEWEGUNG UND FITNESS:	SET / REPS / DISTANZ	DAUER

DAS LIEF HEUTE GUT:

DAS KÖNNTE BESSER GEHEN:

NOTIZEN ZUM TAG:

Tag 26

6:00

7:00

8:00

9:00

10:00

11:00

12:00

13:00

14:00

15:00

16:00

17:00

18:00

19:00

20:00

21:00

22:00

Frühstück: KCAL   KCAL

Gesamt KCAL:

Mittagessen: KCAL   KCAL

Gesamt KCAL:

Snacks: KCAL   KCAL

Gesamt KCAL:

Abendessen: KCAL   KCAL

Gesamt KCAL:

Kalorien Tag:

SO ZUFRIEDEN BIN ICH HEUTE

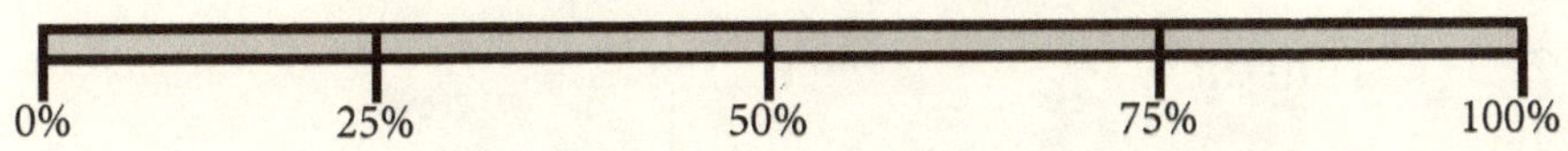

0%   25%   50%   75%   100%

BEWEGUNG UND FITNESS:	SET / REPS / DISTANZ	DAUER

DAS LIEF HEUTE GUT:

DAS KÖNNTE BESSER GEHEN:

NOTIZEN ZUM TAG:

Tag 27

6:00
7:00
8:00
9:00
10:00
11:00
12:00
13:00
14:00
15:00
16:00
17:00
18:00
19:00
20:00
21:00
22:00

Frühstück: KCAL KCAL

Gesamt KCAL:

Mittagessen: KCAL KCAL

Gesamt KCAL:

Snacks: KCAL KCAL

Gesamt KCAL:

Abendessen: KCAL KCAL

Gesamt KCAL:

Kalorien Tag:

SO ZUFRIEDEN BIN ICH HEUTE

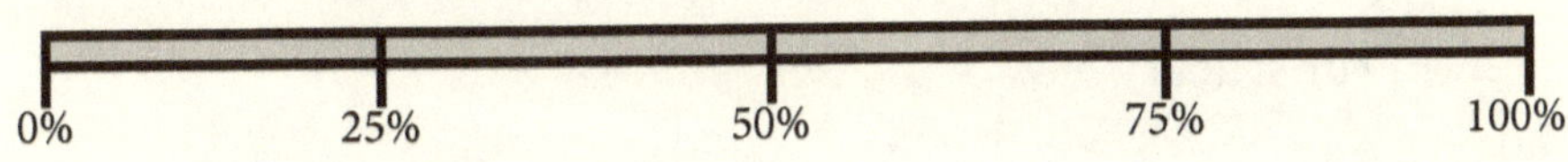

BEWEGUNG UND FITNESS:	SET / REPS / DISTANZ	DAUER

DAS LIEF HEUTE GUT:

DAS KÖNNTE BESSER GEHEN:

NOTIZEN ZUM TAG:

Tag 28

6:00

7:00

8:00

9:00

10:00

11:00

12:00

13:00

14:00

15:00

16:00

17:00

18:00

19:00

20:00

21:00

22:00

Frühstück: KCAL KCAL

Gesamt KCAL:

Mittagessen: KCAL KCAL

Gesamt KCAL:

Snacks: KCAL KCAL

Gesamt KCAL:

Abendessen: KCAL KCAL

Gesamt KCAL:

Kalorien Tag:

SO ZUFRIEDEN BIN ICH HEUTE

0%   25%   50%   75%   100%

BEWEGUNG UND FITNESS:	SET / REPS / DISTANZ	DAUER

DAS LIEF HEUTE GUT:

DAS KÖNNTE BESSER GEHEN:

NOTIZEN ZUM TAG:

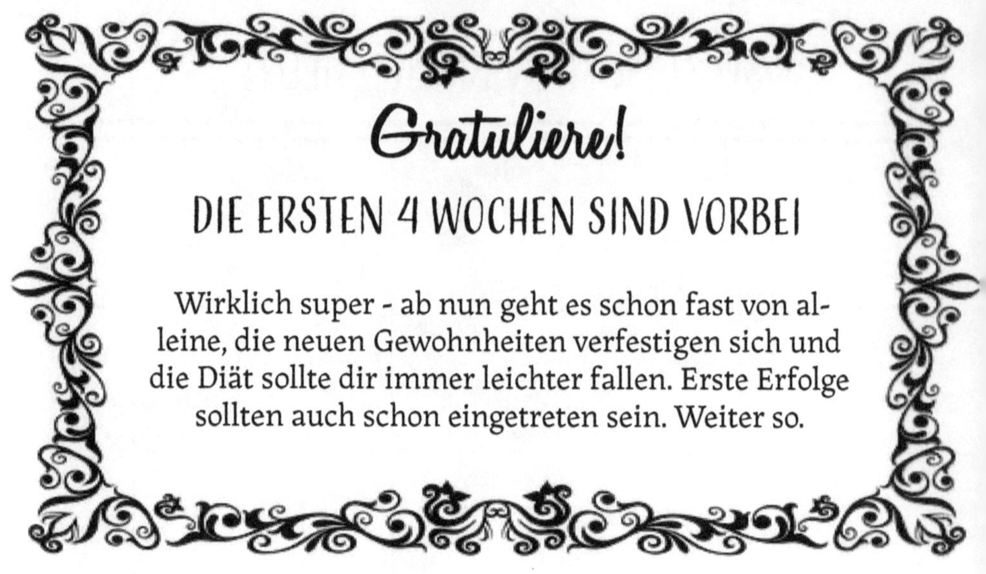

Tipp Nr. 2

FRISCHE LUFT

Wer sich bei seiner Diät an der frischen Luft bewegt, profitiert doppelt. Frische Luft tut nicht nur dem Gemüt gut - sie kurbelt auch den Stoffwechsel an und "durchlüftet" den ganzen Körper. Sonne, Wind und Wetter befreien Geist und Seele und lenken von Heißhunger und Frustgedanken ab. Impressionen aus der Umwelt und der Natur geben neue Denkanstöße und lösen den Abnehmenden von Alltagsstress und -sorgen.

Auch der Körper profitiert von der erhöhten Sauerstoffzufuhr - neben dem entspannungsbedingten regulierten Kreislauf werden alle Organe und Organsysteme mit mehr Sauerstoff versorgt. Der Körper "atmet auf" und der Stoffwechsel (und somit die Fettverbrennung) kann leichter arbeiten. Kombiniere diesen Effekt am besten mit einer sportlichen Aktivität im Freien: Inlineskaten oder Wandern powern aus, verbrennen Fett und machen glücklich.

Verschanze dich nicht alleine im Fitnessstudio - genieße die frische Luft und gönn dir eine Auszeit vom Alltagsstress. Baue Aktivitäten an frischer Luft in deinen Alltag mit ein und plane Freizeitaktivitäten im Grünen!

So waren die ersten 28 Tage:

Platz für ein Foto

Woche 5

WAS WILL ICH ERREICHEN

... GESCHAFFT?

GEWICHT/MAßE VORHER:

... NACHHER:

Auch im Alphabet kommt
Anstrengung vor Erfolg.

MEINE MOTIVATION

ETWAS BESONDERES

ESSENSPLAN:

Mo

Di

Mi

Do

Fr

Sa

So

EINKAUFSLISTE:

Veränderungen sind am Anfang HART, in der Mitte
CHAOTISCH und am Ende WUNDERBAR.

Tag 29

6:00

7:00

8:00

9:00

10:00

11:00

12:00

13:00

14:00

15:00

16:00

17:00

18:00

19:00

20:00

21:00

22:00

Frühstück: KCAL   KCAL

Gesamt KCAL:

Mittagessen: KCAL   KCAL

Gesamt KCAL:

Snacks: KCAL   KCAL

Gesamt KCAL:

Abendessen: KCAL   KCAL

Gesamt KCAL:

Kalorien Tag:

SO ZUFRIEDEN BIN ICH HEUTE

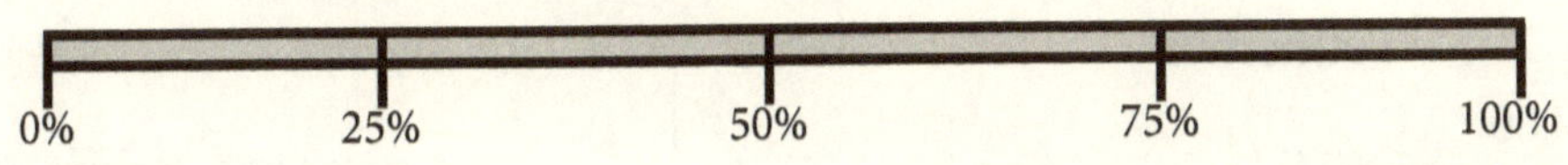

BEWEGUNG UND FITNESS:	SET / REPS / DISTANZ	DAUER

DAS LIEF HEUTE GUT:

DAS KÖNNTE BESSER GEHEN:

NOTIZEN ZUM TAG:

Tag 30

6:00

Frühstück: KCAL   KCAL

7:00

8:00

9:00

Gesamt KCAL:

10:00   **Mittagessen:**   KCAL   KCAL

11:00

12:00

13:00

14:00   **Gesamt KCAL:**

15:00   **Snacks:**   KCAL   KCAL

16:00

17:00   **Gesamt KCAL:**

Abendessen: KCAL   KCAL

18:00

19:00

20:00

21:00   **Gesamt KCAL:**

Kalorien Tag:

22:00

SO ZUFRIEDEN BIN ICH HEUTE

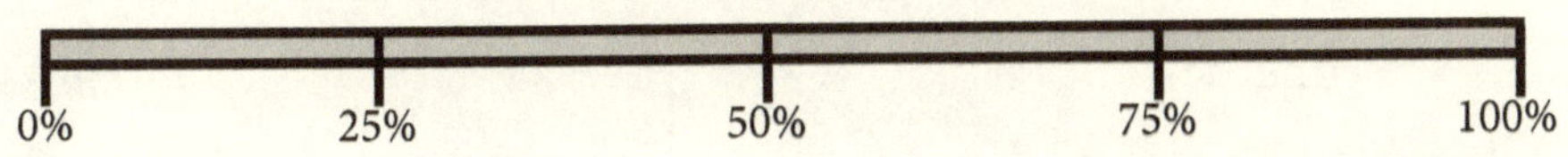

BEWEGUNG UND FITNESS:	SET / REPS / DISTANZ	DAUER

DAS LIEF HEUTE GUT:

DAS KÖNNTE BESSER GEHEN:

NOTIZEN ZUM TAG:

Tag 31

6:00
7:00
8:00
9:00
10:00
11:00
12:00
13:00
14:00
15:00
16:00
17:00
18:00
19:00
20:00
21:00
22:00

Frühstück: KCAL KCAL

Gesamt KCAL:

Mittagessen: KCAL KCAL

Gesamt KCAL:

Snacks: KCAL KCAL

Gesamt KCAL:

Abendessen: KCAL KCAL

Gesamt KCAL:

Kalorien Tag:

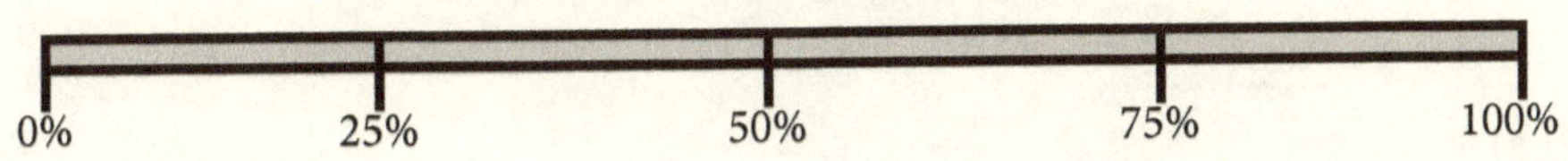

SO ZUFRIEDEN BIN ICH HEUTE

0%   25%   50%   75%   100%

BEWEGUNG UND FITNESS:	SET / REPS / DISTANZ	DAUER

DAS LIEF HEUTE GUT:

DAS KÖNNTE BESSER GEHEN:

NOTIZEN ZUM TAG:

Tag 32

6:00
7:00
8:00
9:00
10:00
11:00
12:00
13:00
14:00
15:00
16:00
17:00
18:00
19:00
20:00
21:00
22:00

Frühstück: KCAL — KCAL

Gesamt KCAL:

Mittagessen: KCAL — KCAL

Gesamt KCAL:

Snacks: KCAL — KCAL

Gesamt KCAL:

Abendessen: KCAL — KCAL

Gesamt KCAL:

Kalorien Tag:

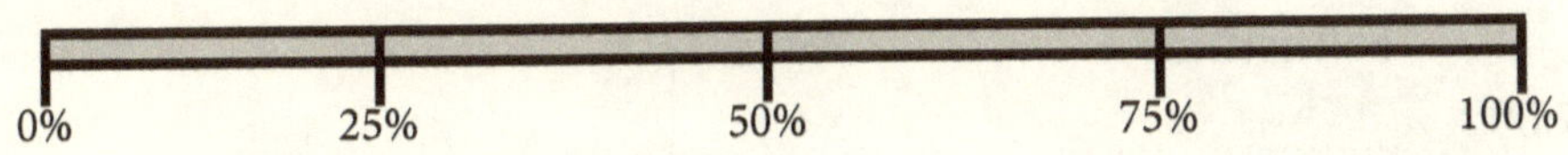

SO ZUFRIEDEN BIN ICH HEUTE

0% 25% 50% 75% 100%

BEWEGUNG UND FITNESS:	SET / REPS / DISTANZ	DAUER

DAS LIEF HEUTE GUT:

DAS KÖNNTE BESSER GEHEN:

NOTIZEN ZUM TAG:

Tag 33

6:00

Frühstück: KCAL   KCAL

Gesamt KCAL:

10:00 **Mittagessen:** KCAL   KCAL

Gesamt KCAL:

15:00 **Snacks:** KCAL   KCAL

17:00 Gesamt KCAL:

Abendessen: KCAL   KCAL

Gesamt KCAL:

Kalorien Tag:

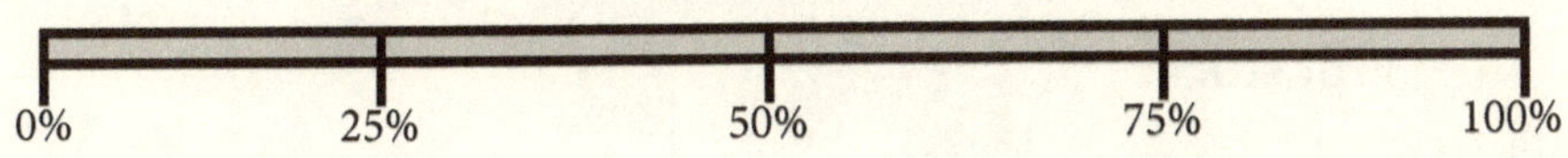

SO ZUFRIEDEN BIN ICH HEUTE

0%   25%   50%   75%   100%

BEWEGUNG UND FITNESS:	SET / REPS / DISTANZ	DAUER

DAS LIEF HEUTE GUT:

DAS KÖNNTE BESSER GEHEN:

NOTIZEN ZUM TAG:

Tag 34

6:00
7:00
8:00
9:00
10:00
11:00
12:00
13:00
14:00
15:00
16:00
17:00
18:00
19:00
20:00
21:00
22:00

Frühstück: KCAL KCAL

Gesamt KCAL:

Mittagessen: KCAL KCAL

Gesamt KCAL:

Snacks: KCAL KCAL

Gesamt KCAL:

Abendessen: KCAL KCAL

Gesamt KCAL:

Kalorien Tag:

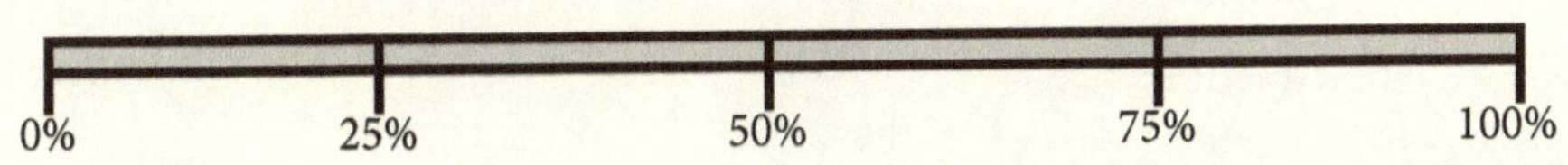

BEWEGUNG UND FITNESS:

	SET / REPS / DISTANZ	DAUER

DAS LIEF HEUTE GUT:

DAS KÖNNTE BESSER GEHEN:

NOTIZEN ZUM TAG:

Tag 35

6:00
7:00
8:00
9:00
10:00
11:00
12:00
13:00
14:00
15:00
16:00
17:00
18:00
19:00
20:00
21:00
22:00

Frühstück: KCAL KCAL

Gesamt KCAL:

Mittagessen: KCAL KCAL

Gesamt KCAL:

Snacks: KCAL KCAL

Gesamt KCAL:

Abendessen: KCAL KCAL

Gesamt KCAL:

Kalorien Tag:

SO ZUFRIEDEN BIN ICH HEUTE

0%　　25%　　50%　　75%　　100%

BEWEGUNG UND FITNESS:	SET / REPS / DISTANZ	DAUER

DAS LIEF HEUTE GUT:

DAS KÖNNTE BESSER GEHEN:

NOTIZEN ZUM TAG:

Woche 6

WAS WILL ICH ERREICHEN

... GESCHAFFT?

GEWICHT/MAßE VORHER:

... NACHHER:

Selbst wenn du pro Woche „nur" 200g abnimmst, sind es immer noch ganze 10kg im Jahr.

MEINE MOTIVATION

ETWAS BESONDERES

ESSENSPLAN:

Mo

Di

Mi

Do

Fr

Sa

So

EINKAUFSLISTE:

Fallen ist weder gefährlich noch eine Schande.
Liegen bleiben ist beides.

Tag 36

6:00

7:00

8:00

9:00

10:00

11:00

12:00

13:00

14:00

15:00

16:00

17:00

18:00

19:00

20:00

21:00

22:00

Frühstück: KCAL   KCAL

....

....

....

....

Gesamt KCAL:

Mittagessen: KCAL   KCAL

....

....

....

....

....

....

....

Gesamt KCAL:

Snacks: KCAL   KCAL

....

....

....

Gesamt KCAL:

Abendessen: KCAL   KCAL

....

....

....

....

....

Gesamt KCAL:

Kalorien Tag:

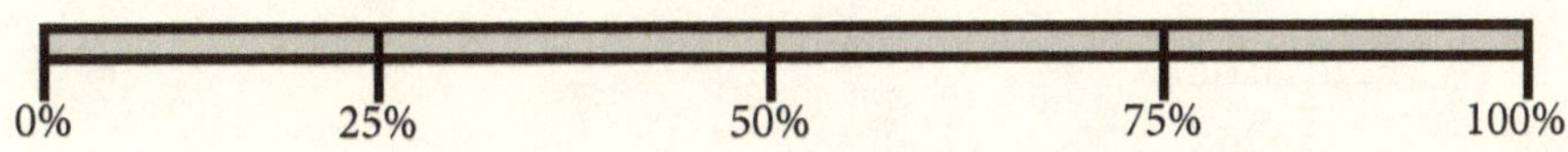

SO ZUFRIEDEN BIN ICH HEUTE

0%   25%   50%   75%   100%

BEWEGUNG UND FITNESS:

	SET / REPS / DISTANZ	DAUER

DAS LIEF HEUTE GUT:

DAS KÖNNTE BESSER GEHEN:

NOTIZEN ZUM TAG:

Tag 37

6:00
7:00
8:00
9:00
10:00
11:00
12:00
13:00
14:00
15:00
16:00
17:00
18:00
19:00
20:00
21:00
22:00

Frühstück: KCAL · KCAL

Gesamt KCAL:

Mittagessen: KCAL · KCAL

Gesamt KCAL:

Snacks: KCAL · KCAL

Gesamt KCAL:

Abendessen: KCAL · KCAL

Gesamt KCAL:

Kalorien Tag:

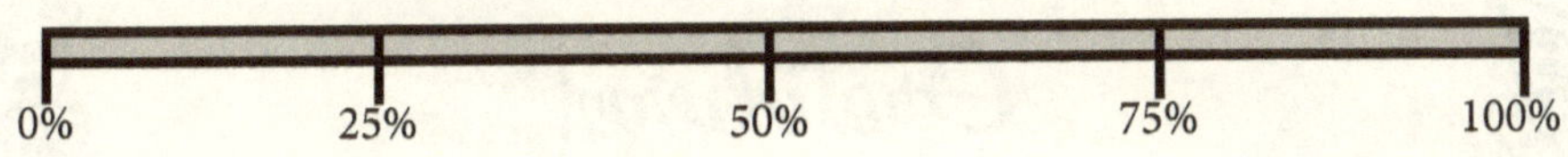

SO ZUFRIEDEN BIN ICH HEUTE

0%   25%   50%   75%   100%

BEWEGUNG UND FITNESS:	SET / REPS / DISTANZ	DAUER

DAS LIEF HEUTE GUT:

DAS KÖNNTE BESSER GEHEN:

NOTIZEN ZUM TAG:

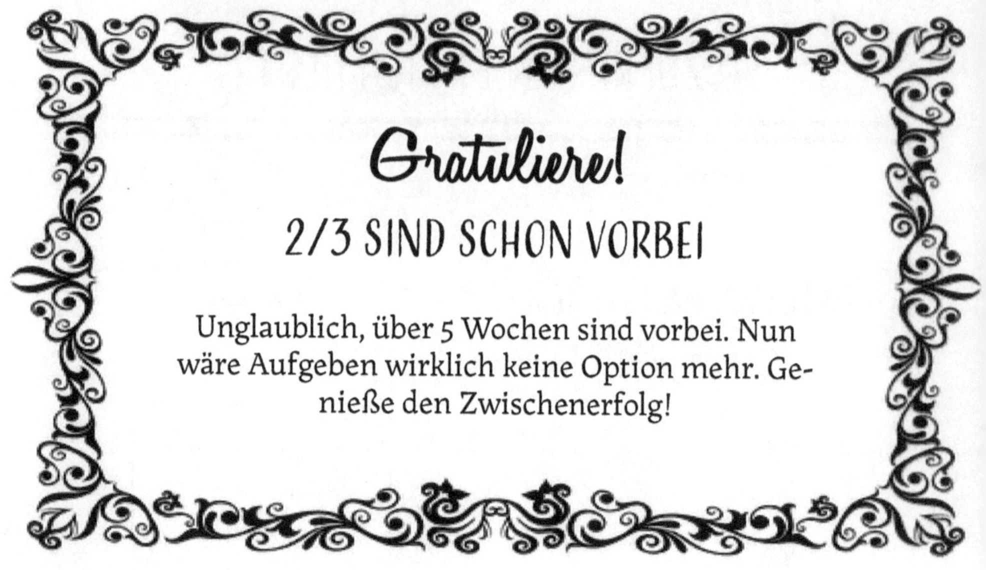

Tipp Nr. 3

SEI REALISTISCH

Letztendlich gehen viele mit zu großen Erwartungen an eine Diät heran. Durch andere motiviert und mit Optimismus erfüllt strebt man oft eine zu hoch gestecktes Ziel an. Danach ist die Enttäuschung oft groß und man wirft frühzeitig das Handtuch.

Sei vorallem realistisch, was die Leistungsfähigkeit des eigenen Körpers betrifft. Oft überschätzen sich einige Abnehmwillige und erkennen die Grenzen der eigenen Leistungen nicht mehr. Zum Beispiel streben viele einen zu großen Gewichtsverlust auf einen Schlag an, besser ist sich kleine Ziele in Etappen zu setzen. Diese können leichter erreicht und Erfolgserlebnisse besser erzielt werden, was ein wichtiger Faktor für eine anhaltende Motivation und eine dauerhafte Gewichtsreduktion ist.

Gib dir Zeit - eine Ernährung- und Gewohnheitsumstellung verlangen Zeit und Durchhaltevermögen.

Tipp Nr. 4

SUCH DIR GLEICHGESINNTE

Abnehmen bringt in der Gemeinschaft nicht nur mehr Spaß, sie motiviert ungemein vor allem in der ersten Phase und um die schwerste Hürde - dem drohenden Diätfrust - standzuhalten. Gegenseitige Motivation und aufbauende Gespräche vermindern die Gefahr von Frust und Depression. Gleichgesinnte nehmen Sorgen und Wünsche ernster als ohnehin schon schlanke Verwandte und Bekannte. Häufig verstehen Außenstehende nicht, warum man auch für das Wohlbefinden abnehmen möchte. Schnell holt einem die an Konsum und Essen orientierte Gesellschaft ein - man beugt sich dem allgemeinen Druck und sucht sein Glück in Nahrungssünden und dem sich abfinden mit den Pfunden.

Ein weiterer Vorteil einer Abnehmgemeinschaft ist die Erfahrung und Konsequenz anderer Abnehmwilliger. Häufig haben diese schon mehr oder andere Erfahrungen als man selber, von denen man profitieren kann. Treffen mit Gleichgesinnten motivieren ungemein, durch die Gruppe wird man automatisch aktiver und ergreift häufiger die Initiative seinen Beitrag zu leisten. Zudem ist die Motivation gegeben mit den Anderen gleich zu ziehen - gemeinsam können Ernährungspläne oder Tipps und Tricks entwickelt und ausgetauscht werden.

Viele Städte und Orte bieten Treffpunkte und Organisationen für Abnehmgemeinschaften zur Motivation an. Traue dich - Gleichgesinnte können ihr Potential in der Gruppe verdoppeln!

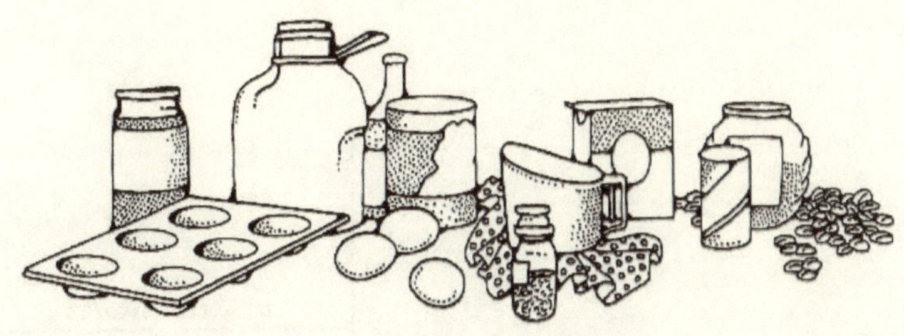

Tag 38

6:00
7:00
8:00
9:00
10:00
11:00
12:00
13:00
14:00
15:00
16:00
17:00
18:00
19:00
20:00
21:00
22:00

Frühstück: KCAL | KCAL

Gesamt KCAL:

Mittagessen: KCAL | KCAL

Gesamt KCAL:

Snacks: KCAL | KCAL

Gesamt KCAL:

Abendessen: KCAL | KCAL

Gesamt KCAL:

Kalorien Tag:

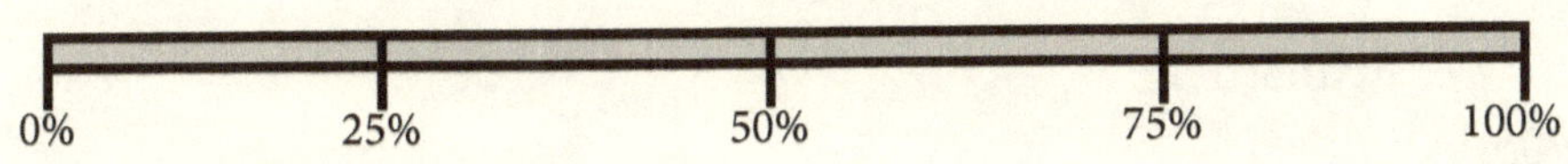

BEWEGUNG UND FITNESS:

	SET / REPS / DISTANZ	DAUER

DAS LIEF HEUTE GUT:

DAS KÖNNTE BESSER GEHEN:

NOTIZEN ZUM TAG:

Tag 39

6:00
7:00
8:00
9:00
10:00
11:00
12:00
13:00
14:00
15:00
16:00
17:00
18:00
19:00
20:00
21:00
22:00

Frühstück: KCAL   KCAL

Gesamt KCAL:

Mittagessen: KCAL   KCAL

Gesamt KCAL:

Snacks: KCAL   KCAL

Gesamt KCAL:

Abendessen: KCAL   KCAL

Gesamt KCAL:

Kalorien Tag:

SO ZUFRIEDEN BIN ICH HEUTE

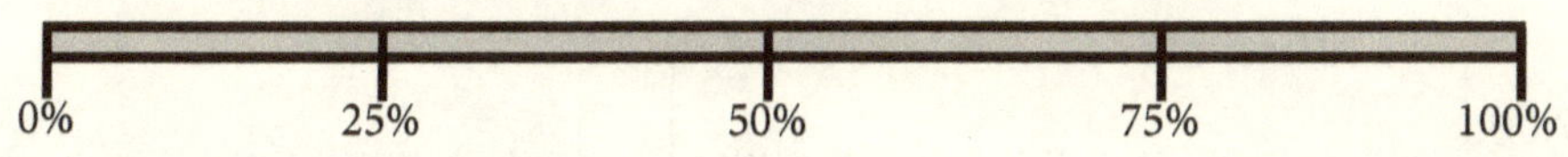

BEWEGUNG UND FITNESS:	SET / REPS / DISTANZ	DAUER

DAS LIEF HEUTE GUT:

DAS KÖNNTE BESSER GEHEN:

NOTIZEN ZUM TAG:

Tag 40

6:00
7:00
8:00
9:00
10:00
11:00
12:00
13:00
14:00
15:00
16:00
17:00
18:00
19:00
20:00
21:00
22:00

Frühstück: KCAL | KCAL

Gesamt KCAL:

Mittagessen: KCAL | KCAL

Gesamt KCAL:

Snacks: KCAL | KCAL

Gesamt KCAL:

Abendessen: KCAL | KCAL

Gesamt KCAL:

Kalorien Tag:

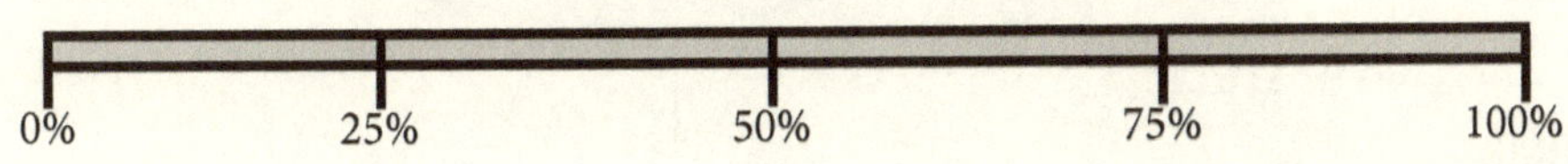

0% 25% 50% 75% 100%

BEWEGUNG UND FITNESS:	SET / REPS / DISTANZ	DAUER

DAS LIEF HEUTE GUT:

DAS KÖNNTE BESSER GEHEN:

NOTIZEN ZUM TAG:

Tag 41

6:00		
7:00	Frühstück:	KCAL
8:00		
9:00		

Frühstück: KCAL   KCAL

Gesamt KCAL:

Mittagessen: KCAL   KCAL

Gesamt KCAL:

Snacks: KCAL   KCAL

Gesamt KCAL:

Abendessen: KCAL   KCAL

Gesamt KCAL:

Kalorien Tag:

6:00
7:00
8:00
9:00
10:00
11:00
12:00
13:00
14:00
15:00
16:00
17:00
18:00
19:00
20:00
21:00
22:00

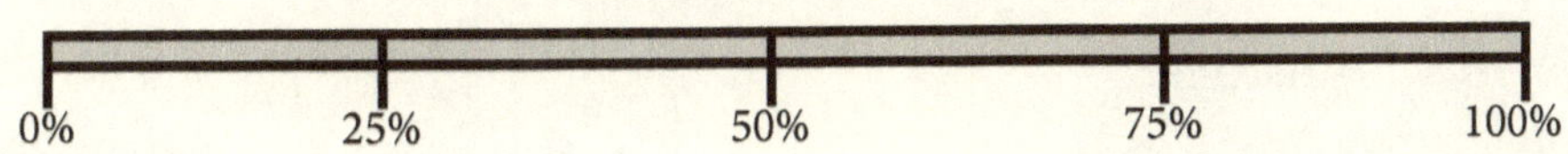

SO ZUFRIEDEN BIN ICH HEUTE

0%   25%   50%   75%   100%

BEWEGUNG UND FITNESS:

	SET / REPS / DISTANZ	DAUER

DAS LIEF HEUTE GUT:

DAS KÖNNTE BESSER GEHEN:

NOTIZEN ZUM TAG:

Tag 42

Frühstück: KCAL | KCAL

Gesamt KCAL:

Mittagessen: KCAL | KCAL

Gesamt KCAL:

Snacks: KCAL | KCAL

Gesamt KCAL:

Abendessen: KCAL | KCAL

Gesamt KCAL:

Kalorien Tag:

SO ZUFRIEDEN BIN ICH HEUTE

0%   25%   50%   75%   100%

BEWEGUNG UND FITNESS:	SET / REPS / DISTANZ	DAUER

DAS LIEF HEUTE GUT:

DAS KÖNNTE BESSER GEHEN:

NOTIZEN ZUM TAG:

Woche 7

WAS WILL ICH ERREICHEN

... GESCHAFFT?

GEWICHT/MAßE VORHER:

... NACHHER:

Dein Körper kann alles schaffen,
es ist dein Geist, den du
überzeugen musst.

MEINE MOTIVATION

ETWAS BESONDERES

Es ist vollkommen egal, wie langsam du vorankommst. Du überholst immer noch jeden, der nichts tut.

Tag 43

6:00

7:00

8:00

9:00

10:00

11:00

12:00

13:00

14:00

15:00

16:00

17:00

18:00

19:00

20:00

21:00

22:00

Frühstück: KCAL | KCAL

Gesamt KCAL:

Mittagessen: KCAL | KCAL

Gesamt KCAL:

Snacks: KCAL | KCAL

Gesamt KCAL:

Abendessen: KCAL | KCAL

Gesamt KCAL:

Kalorien Tag:

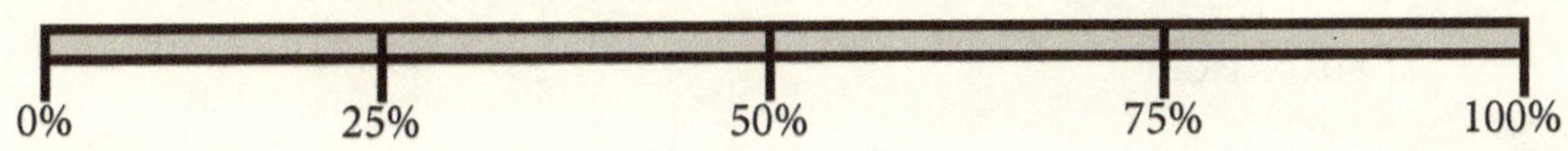

BEWEGUNG UND FITNESS:

	SET / REPS / DISTANZ	DAUER

DAS LIEF HEUTE GUT:

DAS KÖNNTE BESSER GEHEN:

NOTIZEN ZUM TAG:

Tag 44

6:00

7:00

8:00

9:00

10:00

11:00

12:00

13:00

14:00

15:00

16:00

17:00

18:00

19:00

20:00

21:00

22:00

Frühstück: KCAL | KCAL

Gesamt KCAL:

Mittagessen: KCAL | KCAL

Gesamt KCAL:

Snacks: KCAL | KCAL

Gesamt KCAL:

Abendessen: KCAL | KCAL

Gesamt KCAL:

Kalorien Tag:

SO ZUFRIEDEN BIN ICH HEUTE

0%   25%   50%   75%   100%

BEWEGUNG UND FITNESS:	SET / REPS / DISTANZ	DAUER

DAS LIEF HEUTE GUT:

DAS KÖNNTE BESSER GEHEN:

NOTIZEN ZUM TAG:

Tag 45

6:00

7:00

8:00

9:00

10:00

11:00

12:00

13:00

14:00

15:00

16:00

17:00

18:00

19:00

20:00

21:00

22:00

Frühstück: KCAL · · · KCAL

Gesamt KCAL:

Mittagessen: KCAL · · · KCAL

Gesamt KCAL:

Snacks: KCAL · · · KCAL

Gesamt KCAL:

Abendessen: KCAL · · · KCAL

Gesamt KCAL:

Kalorien Tag:

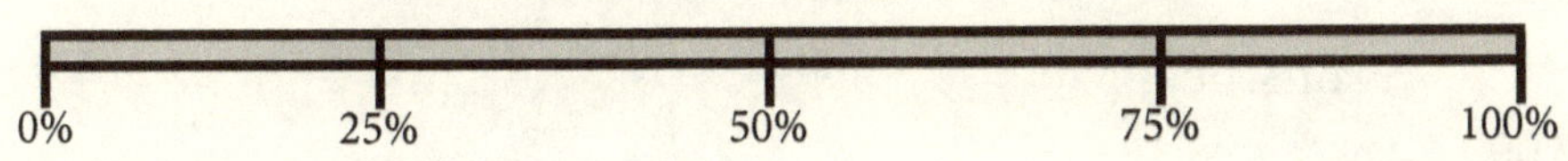

SO ZUFRIEDEN BIN ICH HEUTE

0% 25% 50% 75% 100%

BEWEGUNG UND FITNESS:	SET / REPS / DISTANZ	DAUER

DAS LIEF HEUTE GUT:

DAS KÖNNTE BESSER GEHEN:

NOTIZEN ZUM TAG:

Tag 46

6:00
7:00
8:00
9:00
10:00
11:00
12:00
13:00
14:00
15:00
16:00
17:00
18:00
19:00
20:00
21:00
22:00

Frühstück: KCAL KCAL

Gesamt KCAL:

Mittagessen: KCAL KCAL

Gesamt KCAL:

Snacks: KCAL KCAL

Gesamt KCAL:

Abendessen: KCAL KCAL

Gesamt KCAL:

Kalorien Tag:

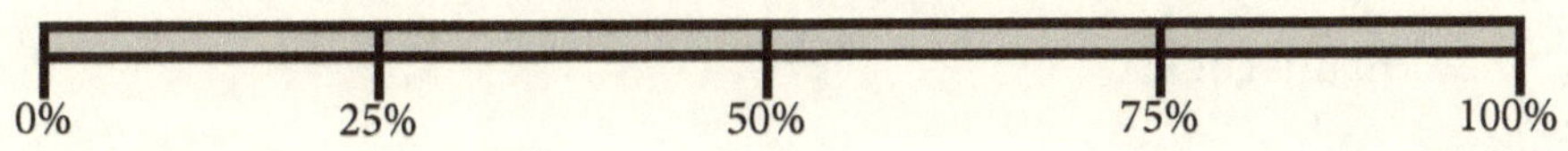

SO ZUFRIEDEN BIN ICH HEUTE

0% 25% 50% 75% 100%

BEWEGUNG UND FITNESS:

	SET / REPS / DISTANZ	DAUER

DAS LIEF HEUTE GUT:

DAS KÖNNTE BESSER GEHEN:

NOTIZEN ZUM TAG:

Tag 47

6:00		
7:00		
8:00		
9:00		
10:00		
11:00		
12:00		
13:00		
14:00		
15:00		
16:00		
17:00		
18:00		
19:00		
20:00		
21:00		
22:00		

Frühstück: KCAL KCAL

Gesamt KCAL:

Mittagessen: KCAL KCAL

Gesamt KCAL:

Snacks: KCAL KCAL

Gesamt KCAL:

Abendessen: KCAL KCAL

Gesamt KCAL:

Kalorien Tag:

SO ZUFRIEDEN BIN ICH HEUTE

0%   25%   50%   75%   100%

BEWEGUNG UND FITNESS:	SET / REPS / DISTANZ	DAUER

DAS LIEF HEUTE GUT:

DAS KÖNNTE BESSER GEHEN:

NOTIZEN ZUM TAG:

Tag 48

6:00

Frühstück: KCAL   KCAL

....
....
....
....
....

Gesamt KCAL:

Mittagessen: KCAL   KCAL

....
....
....
....
....
....
....
....

Gesamt KCAL:

Snacks: KCAL   KCAL

....
....
....

Gesamt KCAL:

Abendessen: KCAL   KCAL

....
....
....
....
....

Gesamt KCAL:

.... **Kalorien Tag:**

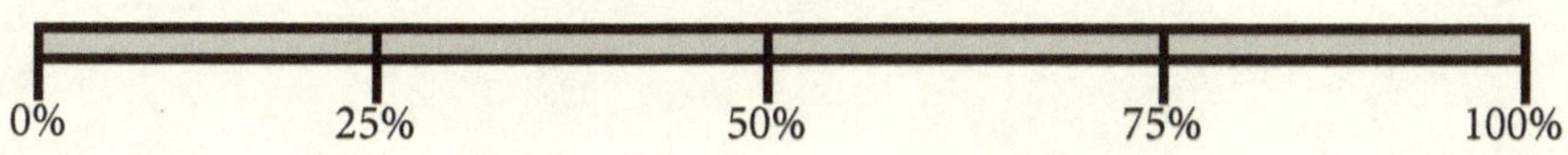

SO ZUFRIEDEN BIN ICH HEUTE

0% 25% 50% 75% 100%

BEWEGUNG UND FITNESS:	SET / REPS / DISTANZ	DAUER

DAS LIEF HEUTE GUT:

DAS KÖNNTE BESSER GEHEN:

NOTIZEN ZUM TAG:

Tag 49

6:00
7:00
8:00
9:00
10:00
11:00
12:00
13:00
14:00
15:00
16:00
17:00
18:00
19:00
20:00
21:00
22:00

Frühstück: KCAL | KCAL

Gesamt KCAL:

Mittagessen: KCAL | KCAL

Gesamt KCAL:

Snacks: KCAL | KCAL

Gesamt KCAL:

Abendessen: KCAL | KCAL

Gesamt KCAL:

Kalorien Tag:

SO ZUFRIEDEN BIN ICH HEUTE

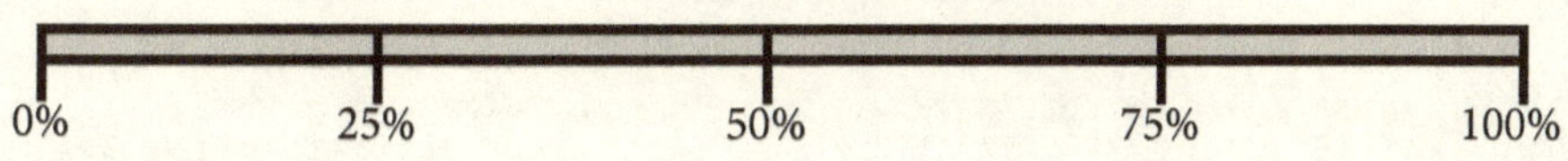

0%   25%   50%   75%   100%

BEWEGUNG UND FITNESS:

	SET / REPS / DISTANZ	DAUER

DAS LIEF HEUTE GUT:

DAS KÖNNTE BESSER GEHEN:

NOTIZEN ZUM TAG:

Woche 8

WAS WILL ICH ERREICHEN

... GESCHAFFT?

GEWICHT/MAßE VORHER:

... NACHHER:

Nicht die Menschen, die immer gewinnen sind die stärksten, sondern die die niemals aufgeben.

MEINE MOTIVATION

ETWAS BESONDERES

ESSENSPLAN:

Mo

Di

Mi

Do

Fr

Sa

So

EINKAUFSLISTE:

Hab Geduld - alle Dinge sind schwierig,
bevor sie leicht werden.

Tag 50

6:00

7:00

8:00

9:00

10:00

11:00

12:00

13:00

14:00

15:00

16:00

17:00

18:00

19:00

20:00

21:00

22:00

Frühstück: KCAL   KCAL

Gesamt KCAL:

Mittagessen: KCAL   KCAL

Gesamt KCAL:

Snacks: KCAL   KCAL

Gesamt KCAL:

Abendessen: KCAL   KCAL

Gesamt KCAL:

Kalorien Tag:

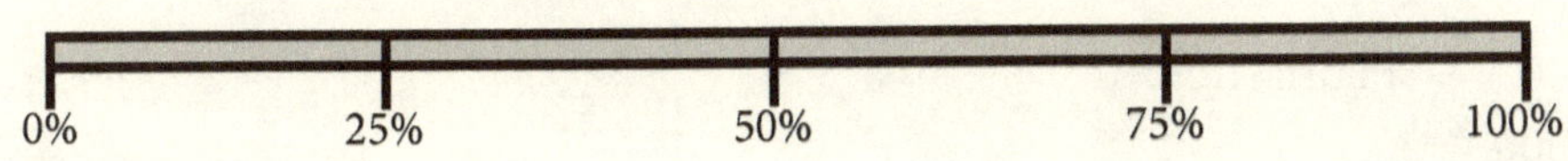

BEWEGUNG UND FITNESS:	SET / REPS / DISTANZ	DAUER

DAS LIEF HEUTE GUT:

DAS KÖNNTE BESSER GEHEN:

NOTIZEN ZUM TAG:

Tag 51

6:00

7:00

8:00

9:00

10:00

11:00

12:00

13:00

14:00

15:00

16:00

17:00

18:00

19:00

20:00

21:00

22:00

Frühstück: KCAL   KCAL

Gesamt KCAL:

Mittagessen: KCAL   KCAL

Gesamt KCAL:

Snacks: KCAL   KCAL

Gesamt KCAL:

Abendessen: KCAL   KCAL

Gesamt KCAL:

Kalorien Tag:

SO ZUFRIEDEN BIN ICH HEUTE

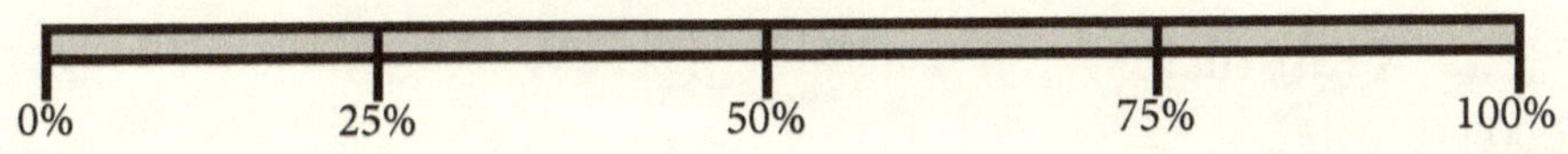

0%   25%   50%   75%   100%

BEWEGUNG UND FITNESS:	SET / REPS / DISTANZ	DAUER

DAS LIEF HEUTE GUT:

DAS KÖNNTE BESSER GEHEN:

NOTIZEN ZUM TAG:

Tag 52

6:00

7:00

8:00

9:00

10:00

11:00

12:00

13:00

14:00

15:00

16:00

17:00

18:00

19:00

20:00

21:00

22:00

Frühstück: KCAL KCAL

Gesamt KCAL:

Mittagessen: KCAL KCAL

Gesamt KCAL:

Snacks: KCAL KCAL

Gesamt KCAL:

Abendessen: KCAL KCAL

Gesamt KCAL:

Kalorien Tag:

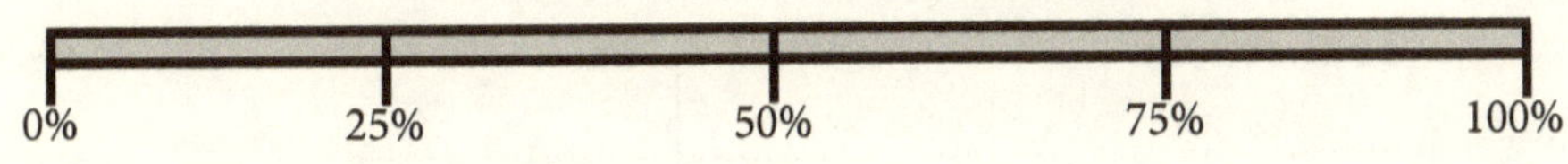

BEWEGUNG UND FITNESS:	SET / REPS / DISTANZ	DAUER

DAS LIEF HEUTE GUT:

DAS KÖNNTE BESSER GEHEN:

NOTIZEN ZUM TAG:

Tag 53

6:00

7:00

8:00

9:00

10:00

11:00

12:00

13:00

14:00

15:00

16:00

17:00

18:00

19:00

20:00

21:00

22:00

Frühstück: KCAL | KCAL

Gesamt KCAL:

Mittagessen: KCAL | KCAL

Gesamt KCAL:

Snacks: KCAL | KCAL

Gesamt KCAL:

Abendessen: KCAL | KCAL

Gesamt KCAL:

Kalorien Tag:

BEWEGUNG UND FITNESS:	SET / REPS / DISTANZ	DAUER

DAS LIEF HEUTE GUT:

DAS KÖNNTE BESSER GEHEN:

NOTIZEN ZUM TAG:

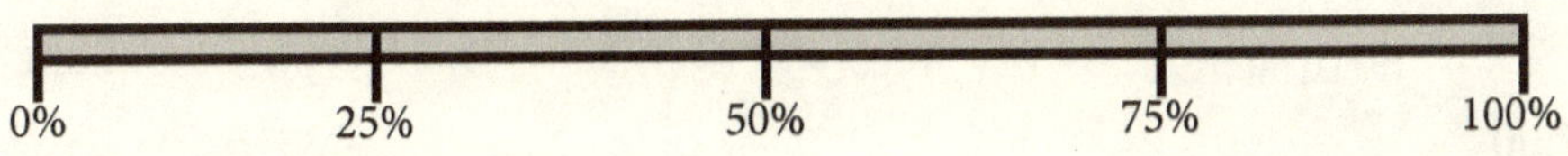

Tag 54

6:00

7:00

8:00

9:00

10:00

11:00

12:00

13:00

14:00

15:00

16:00

17:00

18:00

19:00

20:00

21:00

22:00

Frühstück:

KCAL

KCAL

Gesamt KCAL:

Mittagessen:

KCAL

KCAL

Gesamt KCAL:

Snacks:

KCAL

KCAL

Gesamt KCAL:

Abendessen:

KCAL

KCAL

Gesamt KCAL:

Kalorien Tag:

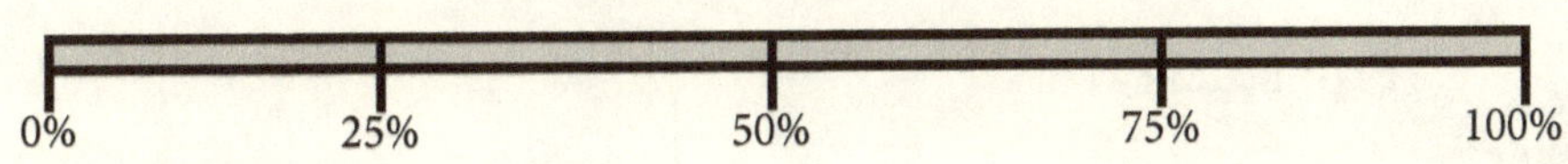

BEWEGUNG UND FITNESS:

	SET / REPS / DISTANZ	DAUER

DAS LIEF HEUTE GUT:

DAS KÖNNTE BESSER GEHEN:

NOTIZEN ZUM TAG:

Tag 55

6:00
7:00
8:00
9:00

Frühstück:　　　KCAL　　　　　　　KCAL

Gesamt KCAL:

10:00
Mittagessen:　　　KCAL　　　　　　　KCAL

11:00

12:00

13:00

14:00

Gesamt KCAL:

15:00
Snacks:　　　KCAL　　　　　　　KCAL

16:00

17:00

Gesamt KCAL:

Abendessen:　　　KCAL　　　　　　　KCAL

18:00

19:00

20:00

21:00

Gesamt KCAL:

Kalorien Tag:

22:00

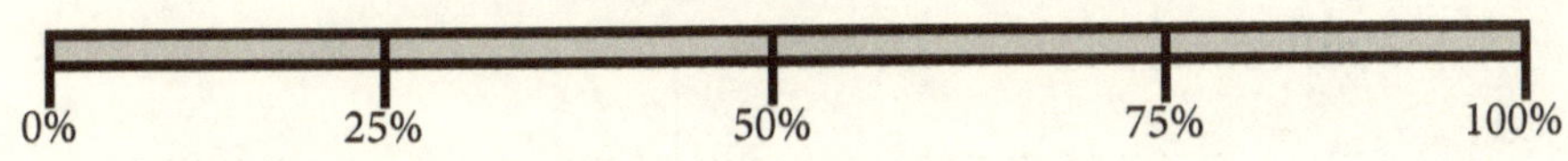

SO ZUFRIEDEN BIN ICH HEUTE

0%   25%   50%   75%   100%

BEWEGUNG UND FITNESS:

	SET / REPS / DISTANZ	DAUER

DAS LIEF HEUTE GUT:

DAS KÖNNTE BESSER GEHEN:

NOTIZEN ZUM TAG:

!!! Tag 56 !!!

6:00
7:00
8:00
9:00
10:00
11:00
12:00
13:00
14:00
15:00
16:00
17:00
18:00
19:00
20:00
21:00
22:00

Frühstück: KCAL   KCAL

Gesamt KCAL:

Mittagessen: KCAL   KCAL

Gesamt KCAL:

Snacks: KCAL   KCAL

Gesamt KCAL:

Abendessen: KCAL   KCAL

Gesamt KCAL:

Kalorien Tag:

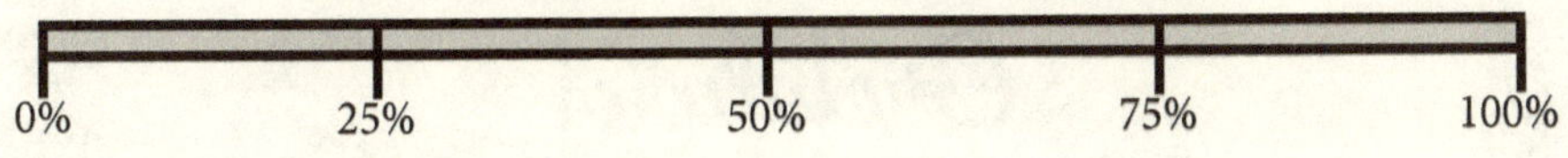

BEWEGUNG UND FITNESS:	SET / REPS / DISTANZ	DAUER

DAS LIEF HEUTE GUT:

DAS KÖNNTE BESSER GEHEN:

NOTIZEN ZUM TAG:

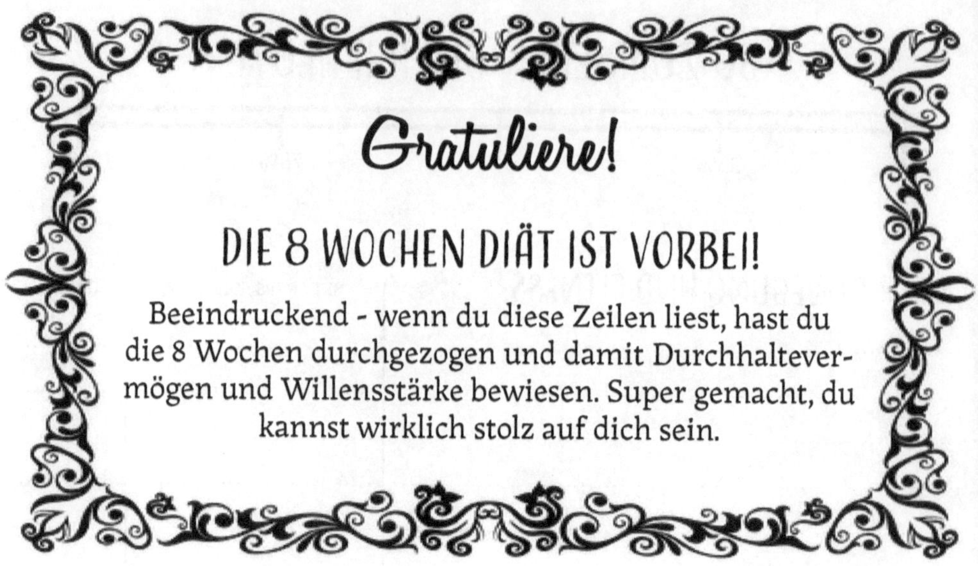

Tipp Nr. 5

BEHALTE EINIGE GEWOHNHEITEN BEI

Mein letzter Tipp ist gleichzeitig auch mein Abschlusswort, denn du hast die 56 Tage bewältigt. Super. Jetzt solltest du aber nicht gleich wieder alle neu gewonnenen Erkenntnisse und antrainierten Gewohnheiten über Boot werfen, sondern übernimm einige auch zukünftig in deinen Alltag. Nun fällt es dir leichter Gewohnheiten direkt in deinen Leben zu integrieren und das solltest du auch machen.

Ich hoffe du hattest viel Erfolg und Spaß mit diesem 8 Wochen Abnehmprotokoll. Ich wünsche dir auch weiterhin viel Erfolg mit deinen zukünftigen Projekten.

So waren die letzten 56 Tage:

....

....

....

....

....

....

....

....

....

....

....

....

....

....

....

....

....

Platz für ein Foto

Platz für Notizen:

IMPRESSUM:
Published by:
stefan.niedermuehlbichler@gmx.at
Niedermühlbichler Stefan
Mariahilfstraße 1
6020 Innsbruck
Austria

www.ingramcontent.com/pod-product-compliance
Lightning Source LLC
Chambersburg PA
CBHW051456250726
48655CB00001B/442